POSTRES CETOGÉNICOS EN ESPAÑOL

"Con 100 deliciosos postres cetogénicos para complacer tu paladar y mantenerte en estado de cetosis. Esta deliciosa colección de recetas de postres bajos en carbohidratos, ricos en grasas saludables y sin azúcar refinada, son perfectos para hacer de tus antojos una experiencia placentera sin salirte de la dieta cetogénica"

MASTER COOKING

TABLA DE CONTENIDOS

INTRODUCCIÓN

¿Quién dijo que los postres estaban prohibidos en la dieta cetogénica? En este libro, desafiaremos esa noción y te demostraremos que puedes disfrutar de delicias dulces sin renunciar a tu estilo de vida bajo en carbohidratos. Prepárate para embarcarte en un viaje culinario lleno de sabores intensos, texturas cremosas y una increíble variedad de postres cetogénicos que conquistarán tus papilas gustativas.

La clave para crear postres cetogénicos irresistibles radica en la selección de ingredientes ricos en grasas saludables y bajos en carbohidratos. Utilizaremos mantequilla, crema, frutos secos, edulcorantes naturales y otros ingredientes nutritivos para crear obras maestras de la repostería que no solo satisfacen tus antojos de dulce, sino que también te aportan energía y saciedad duraderas.

Desde mousses de chocolate intenso hasta tartas de frutos rojos y galletas crujientes, este libro te brindará una amplia gama de opciones para disfrutar en cualquier ocasión. Ya sea que estés buscando un postre elegante para una cena especial o un tentempié rápido para saciar tus antojos, encontrarás recetas fáciles de seguir y adaptables a tus preferencias personales.

Pero los postres cetogénicos no se tratan solo de satisfacer tus deseos dulces. También exploraremos los beneficios de seguir una dieta baja en carbohidratos y rica en grasas saludables, desde la pérdida de peso hasta la mejora de la salud y el bienestar general. Aprenderás sobre los principios básicos de la dieta cetogénica y cómo incorporar estos deliciosos postres en tu estilo de vida sin comprometer tus objetivos.

Prepárate para sumergirte en un mundo de indulgencia cetogénica, donde los placeres dulces se encuentran con la nutrición equilibrada. Déjate tentar por las recetas increíblemente sabrosas y disfruta de los postres sin remordimientos.

Galletas de chocolate negro

Ingredientes:

- 2 tazas de harina de almendras

- 1/2 taza de cacao en polvo sin azúcar

- 1/2 taza de edulcorante bajo en carbohidratos

- 1/2 taza de mantequilla derretida

- 1 huevo grande

- 1 cucharadita de extracto de vainilla

- 1/2 cucharadita de bicarbonato de sodio

- 1/4 cucharadita de sal marina

Instrucciones:

1) Precalentar el horno a 175°C y cubrir una bandeja de horno con papel pergamino.

2) En un tazón grande, mezclar la harina de almendras, el cacao en polvo, el edulcorante, el bicarbonato de sodio y la sal marina.

3) En otro tazón más pequeño, batir la mantequilla derretida, el huevo y el extracto de vainilla.

4) Agregar los ingredientes húmedos a los ingredientes secos y mezclar hasta que estén bien combinados.

5) Usar una cuchara para formar bolas de masa y colocarlas en la bandeja de horno, aplanándolas ligeramente con la palma de la mano.

6) Hornear durante 10-12 minutos o hasta que las galletas estén firmes.

7) Dejar enfriar las galletas durante unos minutos antes de transferirlas a una rejilla para enfriar completamente.

Tiempo de preparación: Aproximadamente 20 minutos, y el tiempo de cocción es de 10-12 minutos.

Porciones: 4

Helado de aguacate

Ingredientes:

- 2 aguacates maduros

- 1 taza de leche de coco

- 1/2 taza de edulcorante sin azúcar (stevia, eritritol, etc.)

- 1 cucharadita de extracto de vainilla

- 1/4 taza de trocitos de chocolate negro sin azúcar

Instrucciones:

1) Pelar y cortar los aguacates en cubos. Colocarlos en una licuadora o procesador de alimentos junto con la leche de coco, el edulcorante y el extracto de vainilla. Procesar hasta que quede suave y cremoso.

2) Verter la mezcla en una máquina para hacer helados y seguir las instrucciones del fabricante. Si no tienes una máquina para hacer helados, puedes congelar la mezcla en un recipiente apto para congelador. Debes remover cada 30 minutos para evitar que se forme cristalización.

3) Después de 30 minutos de congelación, sacar el helado del congelador y agregar los trozos de chocolate negro. Mezclar bien y volver a congelar.

4) Continuar congelando la mezcla hasta que esté firme, alrededor de 2-3 horas. Sirve y disfruta.

Tiempo de preparación: 15 minutos (más 2-3 horas para congelar)

Porciones: 4

Pastel de queso sin azúcar

Ingredientes:

- 4 paquetes de queso crema (32 oz)

- 1 1/2 tazas de edulcorante granulado sin azúcar (como eritritol o xilitol)

- 4 huevos

- 2 cucharaditas de extracto de vainilla

•1/2 taza de crema espesa

• 2 cucharadas de jugo de limón

• 1/4 taza de agua

Instrucciones:

1) Precalentar el horno a 350°F (175°C).

2) En un tazón grande, batir el queso crema y el edulcorante hasta que quede suave.

3) Agregar los huevos uno por uno, batiendo bien después de cada adición.

4) Añadir el extracto de vainilla y la crema espesa, y mezclar bien.

5) Agregar el jugo de limón y el agua, y batir hasta que quede bien mezclado.

6) Verter la mezcla en un molde para pastel engrasado de 9 pulgadas.

7) Hornear durante 50-60 minutos, o hasta que el centro del pastel esté casi firme.

8) Dejar enfriar a temperatura ambiente, luego refrigerar durante al menos 2 horas antes de servir.

Tiempo de preparación: 20 minutos

Tiempo de cocción: 50-60 minutos

Tiempo de enfriamiento: 2 horas o más

Porciones: 4

Trufas de chocolate

Ingredientes:

• 200g de chocolate negro sin azúcar

• 1/2 taza de crema espesa

• 1 cucharadita de extracto de vainilla

• 1/4 taza de cacao en polvo sin azúcar

Instrucciones:

1) Trocea el chocolate y colócalo en un recipiente resistente al calor.

2) Calienta la crema en una cacerola pequeña hasta que comience a hervir.

3) Vierte la crema caliente sobre el chocolate y revuelve hasta que se derrita por completo.

4) Agrega el extracto de vainilla y mezcla bien.

5) Refrigera la mezcla durante al menos 1 hora, hasta que esté firme.

6) Forma pequeñas bolitas con la mezcla de chocolate y cúbrelos en el cacao en polvo sin azúcar.

7) Guarda las trufas en el refrigerador hasta que estén listas para servir.

Tiempo de preparación: 20 minutos

Tiempo de enfriamiento: 1 hora

Porciones: 4

Brownies de chocolate y nueces

Ingredientes:

- 1/2 taza de mantequilla de almendras

- 1/4 taza de aceite de coco

- 1/4 taza de cacao en polvo sin azúcar

- 3 huevos

- 1/2 taza de edulcorante bajo en carbohidratos

- 1 cucharadita de extracto de vainilla

- 1/2 taza de harina de almendras

- 1/2 cucharadita de polvo para hornear

- 1/4 cucharadita de sal

- 1/2 taza de nueces picadas

Instrucciones:

1) Precalentar el horno a 180°C y preparar un molde para hornear cuadrado o rectangular.

2) En un tazón grande, mezclar la mantequilla de almendras, el aceite de coco y el cacao en polvo hasta que estén suaves.

3) Agregar los huevos, el edulcorante y el extracto de vainilla y mezclar hasta que estén bien combinados.

4) En otro tazón, mezclar la harina de almendras, el polvo para hornear y la sal.

5) Agregar los ingredientes secos a los ingredientes húmedos y mezclar hasta que estén bien combinados.

6) Agregar las nueces picadas y mezclar de nuevo.

7) Verter la mezcla en el molde preparado y hornear durante 20-25 minutos, o hasta que un palillo insertado en el centro salga limpio.

8) Dejar enfriar antes de cortar en porciones y servir.

Tiempo de preparación: 10 minutos

Tiempo de cocción: 20-25 minutos

Porciones: 4

Mousse de chocolate

Ingredientes:

• 4 yemas de huevo

• 1/3 taza de eritritol o xilitol

• 2 tazas de nata

• 1/2 taza de cacao en polvo sin azúcar

• 1 cucharadita de extracto de vainilla

Instrucciones:

1) En un tazón grande, bate las yemas de huevo con el eritritol o xilitol hasta que la mezcla esté pálida y espumosa.

2) En una cacerola, calienta la nata a fuego medio hasta que empiece a burbujear. Agrega el cacao en polvo y mezcla bien.

3) Agrega la mezcla de nata caliente a la mezcla de yema de huevo poco a poco, batiendo constantemente.

4) Vuelve a colocar la mezcla en la cacerola y cocina a fuego medio-bajo, revolviendo constantemente, hasta que espese lo suficiente para cubrir la parte posterior de una cuchara.

5) Retira del fuego y agrega el extracto de vainilla. Mezcla bien.

6) Vierte la mezcla en recipientes individuales y refrigera durante al menos 1 hora antes de servir.

Tiempo de preparación: 30 minutos

Porciones: 4

Tarta de limón sin azúcar

Ingredientes:

- 1 1/2 tazas de almendras molidas

- 1/4 taza de eritritol

- 1/4 taza de mantequilla derretida

- 1/2 taza de jugo de limón

- 2 cucharaditas de ralladura de limón

- 1/4 taza de eritritol

- 1/2 taza de crema batida

- 1 cucharadita de extracto de vainilla

Instrucciones:

1) Precalentar el horno a 180°C.

2) Mezclar las almendras molidas, 1/4 taza de eritritol y la mantequilla derretida en un tazón.

3) Presionar la mezcla en un molde para tartas de 20 cm y hornear durante 10-12 minutos.

4) Mientras tanto, en otro tazón, mezclar el jugo de limón, la ralladura de limón y 1/4 taza de eritritol.

5) En otro tazón, batir la crema y el extracto de vainilla hasta que esté firme.

6) Mezclar la mezcla de limón con la crema batida y verter sobre la corteza de almendras.

7) Refrigera durante al menos 2 horas antes de servir.

Tiempo de preparación: 20 minutos

Tiempo de cocción: 10-12 minutos

Tiempo de enfriamiento: 2 horas mínimo

Tiempo total: aproximadamente 2 horas y 30 minutos

Porciones: 4

Fresas con crema batida

Ingredientes:

• 2 tazas de fresas frescas, cortadas en trozos

• 1 taza de crema batida espesa

• 1 cucharadita de extracto de vainilla

• Opcional: edulcorante al gusto (stevia, eritritol, etc.)

Instrucciones:

1) En un tazón grande, bate la crema batida hasta que tenga picos suaves.

2) Agrega la vainilla y el edulcorante (si se usa) y bate hasta que la crema batida esté firme.

3) Divide las fresas en 4 recipientes para servir y cubre con la crema batida.

4) Decora con más fresas y hojas de menta si lo deseas.

5) Sirve inmediatamente.

Tiempo de preparación: 10 minutos.

Porciones: 4

Bizcocho de limón

Ingredientes:

- 4 huevos

- 2 tazas de almendras molidas

- 1/4 taza de eritritol

- 1/4 taza de aceite de coco

- 1/4 taza de jugo de limón

- Ralladura de 1 limón

- 1 cucharadita de polvo para hornear

- 1/4 cucharadita de sal

Instrucciones:

1) Precalentar el horno a 180 grados Celsius.

2) En un tazón grande, batir los huevos hasta que estén espumosos.

3) Agregar las almendras molidas, eritritol, aceite de coco, jugo de limón, ralladura de limón, polvo para hornear y sal. Mezclar bien.

4) Verter la mezcla en un molde para hornear engrasado de 20 cm y hornear durante 25-30 minutos o hasta que el bizcocho esté dorado y se sienta firme al tacto.

5) Dejar enfriar antes de servir.

Tiempo de preparación: 10 minutos

Tiempo de cocción: 25-30 minutos

Porciones: 4

Yogur griego con frutos del bosque

Ingredientes:

- 1 taza de yogur griego
- 1/2 taza de frutos del bosque (fresas, moras, arándanos, etc.)
- 1 cucharada de edulcorante natural (stevia, eritritol, etc.)

Instrucciones:

1) En un tazón, mezcle el yogur griego con el edulcorante hasta que esté bien combinado.

2) Agregue los frutos del bosque y mezcle suavemente para incorporarlos al yogur.

3) Sirva en porciones individuales y disfrute.

Tiempo de preparación: 5 minutos

Porciones: 4

Flan de huevo

Ingredientes:

- 4 huevos
- 2 tazas de crema espesa
- 1/4 taza de edulcorante bajo en carbohidratos
- 1 cucharadita de extracto de vainilla

Instrucciones:

1) Precalentar el horno a 170°C.

2) Batir los huevos en un tazón grande y reservar.

3) En una olla pequeña, calentar la crema espesa hasta que hierva.

4) Agregar el edulcorante bajo en carbohidratos y el extracto de vainilla a la crema caliente y mezclar bien.

5) Verter la mezcla de crema en los huevos batidos y mezclar bien.

6) Colocar 4 moldes para flan en un molde para horno y llenar cada uno con la mezcla de huevo y crema.

7) Verter suficiente agua caliente en el molde para hornear para llegar a la mitad de los moldes de flan.

8) Hornear durante 35-40 minutos o hasta que los flanes estén firmes al tacto.

9) Dejar enfriar a temperatura ambiente antes de refrigerar durante al menos 2 horas.

10) Una vez que estén refrigerados, invertir los moldes para servir.

Tiempo de preparación: 15 minutos

Tiempo de cocción: 40 minutos

Tiempo de enfriamiento: 2 horas

Porciones: 4

Tarta de frambuesa

Ingredientes:

- 1 taza de harina de almendras

- 2 cucharadas de harina de coco

- 3 cucharadas de eritritol

- 1/4 taza de mantequilla derretida

- 1/2 taza de crema batida

- 1 cucharadita de extracto de vainilla

- 1/2 taza de frambuesas frescas

- 1/4 taza de agua

- 1 cucharada de gelatina sin sabor

Instrucciones:

1) Precalentar el horno a 180°C.

2) En un tazón grande, mezclar la harina de almendras, la harina de coco y 1 cucharada de eritritol.

3) Agregar la mantequilla derretida y mezclar hasta que esté bien combinado.

4) Presionar la mezcla en la base de un molde para tarta y hornear durante 10-12 minutos o hasta que esté dorada.

5) En un tazón, batir la crema batida con 1 cucharada de eritritol y la vainilla hasta que esté suave.

6) Colocar las frambuesas y el agua en una cacerola y calentar a fuego medio hasta que las frambuesas se ablanden.

7) Agregar la gelatina sin sabor y mezclar hasta que se disuelva.

8) Dejar enfriar durante unos minutos y luego agregar la mezcla de frambuesas a la crema batida. Mezclar bien.

9) Verter la mezcla sobre la base de la tarta y refrigerar durante al menos 2 horas o hasta que esté firme.

10) Servir frío y decorar con frambuesas frescas si se desea.

Tiempo de preparación: 20 minutos

Tiempo de cocción: 12 minutos

Tiempo de enfriamiento: 2 horas

Porciones: 4

Tarta de queso y frambuesa sin azúcar

Ingredientes:

- 200 gramos de queso crema

- 1/4 taza de edulcorante natural (como eritritol o stevia)

- 2 huevos

- 1 cucharadita de extracto de vainilla

- 1 taza de frambuesas frescas o congeladas

- 1/2 taza de almendras picadas

- 1/4 taza de mantequilla derretida

Instrucciones:

1) Precalentar el horno a 180°C.

2) En un tazón grande, batir el queso crema y el edulcorante hasta que estén suaves.

3) Añadir los huevos y el extracto de vainilla y mezclar bien.

4) Verter la mezcla en un molde para tarta previamente engrasado.

5) Añadir las frambuesas por encima de la mezcla de queso.

6) En un tazón aparte, mezclar las almendras picadas y la mantequilla derretida hasta que estén bien combinadas.

7) Espolvorear la mezcla de almendras sobre las frambuesas.

8) Hornear durante 30-35 minutos o hasta que esté dorado y firme al tacto.

9) Dejar enfriar antes de servir.

Tiempo de preparación: 15 minutos

Tiempo de cocción: 30-35 minutos

Porciones: 4

Crema catalana

Ingredientes:

- 4 yemas de huevo

- 2 tazas de crema de coco

- 1/2 taza de eritritol

- 1 cucharadita de esencia de vainilla

- 1 ramita de canela

- 1 cucharada de ralladura de naranja

- 1 cucharada de ralladura de limón

- Eritritol extra para caramelizar

Instrucciones:

1) En una cacerola, calienta a fuego medio la crema de coco junto con la canela, la ralladura de naranja y la ralladura de limón. No permitas que hierva, sólo debe calentar. Una vez caliente, retira del fuego y deja infusionar por 30 minutos. Luego, cuela la mezcla para retirar los ingredientes sólidos.

2) En un bol aparte, mezcla las yemas de huevo, el eritritol y la esencia de vainilla. Añade poco a poco la crema de coco infusionada y mezcla bien.

3) Coloca la mezcla en una cacerola a fuego medio y remueve constantemente con una cuchara de madera hasta que espese y tenga consistencia de crema. No dejes que hierva.

4) Retira del fuego y distribuye la crema en moldes individuales. Refrigera por al menos 2 horas.

5) Cuando estén listos para servir, espolvorea eritritol extra sobre la superficie de cada crema y carameliza con un soplete de cocina. ¡Listo!

Tiempo de preparación: Aproximadamente 30 minutos, más 2 horas de refrigeración.

Porciones: 4

Muffins de arándanos

Ingredientes:

- 1 taza de harina de almendras

- 1/4 taza de eritritol

- 1 cucharadita de polvo para hornear

- 1/4 cucharadita de sal

- 1/4 taza de mantequilla derretida

- 3 huevos

- 1/4 taza de leche de almendras

- 1 cucharadita de extracto de vainilla

- 1/2 taza de arándanos frescos

Instrucciones:

1) Precalentar el horno a 180°C y forrar un molde para muffins con papel para hornear.

2) En un tazón grande, mezclar la harina de almendras, eritritol, polvo para hornear y sal.

3) En otro tazón, batir la mantequilla derretida, huevos, leche de almendras y extracto de vainilla hasta que estén bien combinados.

4) Agregar los ingredientes húmedos a los ingredientes secos y mezclar hasta que se combinen.

5) Agregar los arándanos y mezclar suavemente.

6) Verter la mezcla en los moldes para muffins y hornear durante 20-25 minutos o hasta que los muffins estén dorados en la parte superior.

7) Dejar enfriar antes de servir.

Tiempo de preparación: 10 minutos

Tiempo de cocción: 20-25 minutos

Porciones: 4

Crepes de coco

Ingredientes:

- 4 huevos

- 1/4 taza de leche de coco

- 1/4 taza de harina de coco

- 1 cucharadita de extracto de vainilla

- 1/4 cucharadita de sal

- Aceite de coco para cocinar

- Opcional: frutas frescas y crema batida sin azúcar para servir

Instrucciones:

1) En un tazón grande, bate los huevos con la leche de coco y el extracto de vainilla hasta que estén bien combinados.

2) Agrega la harina de coco y la sal y mezcla hasta que no haya grumos.

3) Calienta una sartén antiadherente a fuego medio-alto y agrega un poco de aceite de coco para engrasarla.

4) Vierte aproximadamente 1/4 taza de la mezcla de crepe en la sartén caliente y extiéndela con una cuchara para cubrir el fondo de la sartén.

5) Cocina el crepe durante 1-2 minutos por cada lado, hasta que esté dorado y firme.

6) Repite con el resto de la mezcla de crepe.

7) Sirve los crepes calientes con frutas frescas y crema batida sin azúcar, si lo deseas.

Tiempo de preparación: 15-20 minutos.

Porciones: 4

Nubes de coco

Ingredientes:

- 1/2 taza de coco rallado sin azúcar

- 2 claras de huevo

- 1/4 cucharadita de extracto de vainilla

- 1 pizca de sal

- Edulcorante al gusto (opcional)

Instrucciones:

1) Precalentar el horno a 150°C y forrar una bandeja para hornear con papel de horno.

2) En un tazón, mezclar el coco rallado con el edulcorante (si se usa) y la sal.

3) En otro tazón, batir las claras de huevo a punto de nieve.

4) Agregar el extracto de vainilla a las claras de huevo y batir de nuevo hasta que estén bien mezclados.

5) Agregar la mezcla de coco rallado a las claras de huevo batidas y mezclar suavemente con una espátula hasta que estén bien incorporados.

6) Con una cuchara, tomar porciones de la mezcla y colocarlas en la bandeja para hornear, formando pequeñas nubes de coco.

7) Hornear en el horno precalentado durante unos 15-20 minutos, o hasta que las nubes de coco estén doradas y crujientes por fuera.

8) Retirar del horno y dejar enfriar completamente antes de servir.

Tiempo de preparación: 10 minutos

Tiempo de cocción: 15-20 minutos

Porciones: 4

Bombones de mantequilla de maní

Ingredientes:

- 1/2 taza de mantequilla de maní natural

- 1/4 taza de aceite de coco

- 2 cucharadas de cacao en polvo sin azúcar

- 1 cucharadita de esencia de vainilla

- 1 pizca de sal

Instrucciones:

1) Mezclar todos los ingredientes en un recipiente apto para microondas.

2) Calentar en el microondas durante 30 segundos, sacar y remover bien.

3) Volver a calentar en el microondas durante otros 30 segundos y mezclar bien.

4) Verter la mezcla en moldes para bombones o en una bandeja para cubitos de hielo.

5) Congelar durante al menos 30 minutos o hasta que los bombones estén sólidos.

6) Desmoldar y servir.

Tiempo de preparación: 10 minutos + tiempo de congelación.

Porciones: 4

Tarta de fresas y frambuesas

Ingredientes:

• 1 taza de almendras molidas

• 1/4 taza de harina de coco

• 1/4 taza de eritritol

• 1/4 taza de aceite de coco, derretido

• 1 huevo

• 1/4 cucharadita de sal

• 1 taza de fresas, picadas

• 1 taza de frambuesas

• 1/4 taza de agua

• 1 cucharada de gelatina en polvo sin sabor

• 1/4 taza de eritritol adicional

Instrucciones:

1) Precalienta el horno a 350°F (175°C).

2) En un tazón mediano, mezcla las almendras molidas, harina de coco, eritritol, aceite de coco, huevo y sal.

3) Coloca la mezcla en un molde para tarta de 9 pulgadas, presionando hacia abajo para cubrir el fondo del molde.

4) Hornea la corteza durante 10-12 minutos, hasta que esté dorada.

5) Mientras tanto, en una cacerola mediana, cocina las fresas, las frambuesas y el agua a fuego medio hasta que las frutas estén suaves, aproximadamente de 5 a 7 minutos.

6) Retira del fuego y agrega la gelatina en polvo sin sabor y el eritritol adicional. Mezcla hasta que la gelatina se disuelva por completo.

7) Vierte la mezcla de frutas sobre la corteza horneada y enfría en el refrigerador durante al menos 4 horas o hasta que esté firme.

8) Sirve frío y disfruta.

Tiempo de preparación: 25 minutos

Tiempo de enfriamiento: 4 horas

Porciones: 4

Pastel de chocolate sin gluten

Ingredientes:

- 1 taza de harina de almendras

- 1/4 taza de cacao en polvo sin azúcar

- 1/4 taza de eritritol en polvo

- 1 cucharadita de polvo para hornear

- 1/4 cucharadita de sal

- 1/4 taza de mantequilla derretida

- 2 huevos

- 1/4 taza de leche de almendras

• 1 cucharadita de extracto de vainilla

Instrucciones:

1) Precalentar el horno a 180°C y engrasar un molde para pastel de 20 cm.

2) En un tazón grande, mezclar la harina de almendras, el cacao en polvo, el eritritol, el polvo para hornear y la sal.

3) En otro tazón, batir la mantequilla derretida, los huevos, la leche de almendras y el extracto de vainilla.

4) Agregar los ingredientes húmedos a los secos y mezclar bien.

5) Verter la mezcla en el molde para pastel y hornear durante 20-25 minutos o hasta que, al insertar un palillo en el centro del pastel, éste salga limpio.

6) Dejar enfriar antes de servir.

Tiempo de preparación: 10 minutos

Tiempo de cocción: 20-25 minutos

Porciones: 4

Pudín de chía

Ingredientes:

• 1 taza de leche de coco

• 1/4 taza de semillas de chía

• 2 cucharadas de endulzante natural (stevia, eritritol, xilitol)

• 1 cucharadita de extracto de vainilla

• 1/4 taza de frutos rojos para decorar (opcional)

Instrucciones:

1) En un tazón, mezcla la leche de coco, las semillas de chía, el endulzante y el extracto de vainilla hasta que todo esté bien combinado.

2) Deja reposar en la nevera por al menos 2 horas o hasta que las semillas de chía se hayan expandido y el pudín tenga una consistencia gelatinosa.

3) Divide el pudín en 4 porciones y decora con frutos rojos, si lo deseas.

Tiempo de preparación: 5 minutos + 2 horas de reposo en la nevera.

Porciones: 4

Crema de vainilla sin azúcar

Ingredientes:

- 2 tazas de crema de leche

- 1 taza de leche de almendras sin azúcar

- 4 yemas de huevo

- 1/3 taza de edulcorante de tu elección

- 1 cucharadita de extracto de vainilla

Instrucciones:

1) En una cacerola mediana, mezcla la crema de leche, la leche de almendras y el edulcorante. Calienta a fuego medio hasta que empiece a hervir.

2) En un tazón aparte, bate las yemas de huevo hasta que estén suaves. Agrega una taza de la mezcla caliente de la cacerola a las yemas y mezcla bien.

3) Vierte la mezcla de huevo en la cacerola y cocina a fuego medio-bajo, revolviendo constantemente hasta que la mezcla se espese y cubra la parte trasera de una cuchara. No dejes que hierva.

4) Retira la cacerola del fuego y agrega el extracto de vainilla. Mezcla bien.

5) Coloca la mezcla en recipientes individuales y refrigera durante al menos dos horas antes de servir.

Tiempo de preparación: 20 minutos

Tiempo de refrigeración: 2 horas o más

Porciones: 4

Tarta de zanahoria sin azúcar

Ingredientes:

- 2 tazas de zanahorias ralladas

- 2 huevos

- 1/2 taza de aceite de coco

- 1/2 taza de harina de almendra

- 1/2 taza de stevia

- 1/2 cucharadita de bicarbonato de sodio

- 1/2 cucharadita de polvo de hornear

- 1 cucharadita de canela

- 1/4 cucharadita de nuez moscada

- 1/4 cucharadita de sal

Para el glaseado:

- 4 oz de queso crema

- 1/4 taza de mantequilla

- 1/4 taza de stevia

- 1 cucharadita de extracto de vainilla

Instrucciones:

1) Precalentar el horno a 180°C. Engrasar un molde para tarta.

2) En un tazón grande, mezclar las zanahorias ralladas, huevos y aceite de coco.

3) En otro tazón, mezclar la harina de almendra, stevia, bicarbonato de sodio, polvo de hornear, canela, nuez moscada y sal.

4) Agregar la mezcla de harina a la mezcla de zanahorias y mezclar bien.

5) Verter la mezcla en el molde para tarta y hornear durante 25-30 minutos, o hasta que un palillo salga limpio.

6) Mientras tanto, preparar el glaseado: en un tazón grande, batir el queso crema, mantequilla, stevia y extracto de vainilla hasta que esté suave y cremoso.

7) Dejar enfriar la tarta completamente antes de añadir el glaseado.

Tiempo de preparación: 45 minutos

Porciones: 4

Tarta de manzana sin azúcar

Ingredientes:

- 2 tazas de almendras molidas

- 1/4 taza de harina de coco

- 1/4 taza de aceite de coco derretido

- 2 cucharadas de eritritol o edulcorante bajo en carbohidratos

- 1/4 cucharadita de sal

- 1 cucharadita de canela molida

- 4 manzanas peladas, sin corazón y cortadas en cubos

- 1 cucharada de jugo de limón

- 1 cucharada de eritritol o edulcorante bajo en carbohidratos

- 1 cucharadita de canela molida

- 1/2 taza de nueces picadas

Instrucciones:

1) Precalentar el horno a 180°C y engrasar un molde para tarta.

2) En un tazón grande, mezclar las almendras molidas, la harina de coco, el aceite de coco, 2 cucharadas de eritritol o edulcorante bajo en carbohidratos, la sal y 1 cucharadita de canela molida. Mezclar bien.

3) Presionar la mezcla de la tarta en el fondo del molde y a lo largo de los lados.

4) Hornear durante 12-15 minutos, hasta que esté dorado.

5) En un tazón mediano, mezclar las manzanas, el jugo de limón, 1 cucharada de eritritol o edulcorante bajo en carbohidratos y 1 cucharadita de canela molida.

6) Colocar la mezcla de manzana en la base de la tarta.

7) Espolvorear las nueces picadas sobre la mezcla de manzana.

8) Hornear durante 25-30 minutos, hasta que la tarta esté dorada y las manzanas estén suaves.

9) Dejar enfriar la tarta antes de servir.

Tiempo de preparación: 20 minutos

Tiempo de cocción: 40-45 minutos

Porciones: 4

Galletas de coco

Ingredientes:

- 1 taza de coco rallado sin azúcar

- 1/4 taza de edulcorante bajo en carbohidratos (como eritritol o stevia)

- 2 claras de huevo

- 1/4 cucharadita de extracto de vainilla

- Pizca de sal

Instrucciones:

1) Precalentar el horno a 180°C.

2) En un tazón, mezclar el coco rallado, el edulcorante y la sal.

3) En otro tazón, batir las claras de huevo con el extracto de vainilla hasta que estén espumosas.

4) Agregar la mezcla de coco rallado a las claras de huevo y mezclar bien.

5) Con una cuchara, colocar la mezcla en una bandeja para hornear forrada con papel pergamino, formando pequeñas galletas redondas y aplanando ligeramente.

6) Hornear durante unos 15 minutos o hasta que las galletas estén doradas y crujientes.

7) Dejar enfriar las galletas antes de servir.

Tiempo de preparación: 20 minutos

Porciones: 4 (alrededor de 12-14 galletas)

Tarta de calabaza sin azúcar

Ingredientes:

- 1 taza de puré de calabaza

- 3 huevos

- 1/4 taza de crema de coco

- 1/4 taza de edulcorante bajo en carbohidratos

- 1 cucharadita de canela molida

- 1/2 cucharadita de jengibre molido

- 1/4 cucharadita de nuez moscada molida

- 1/4 cucharadita de sal

Para la corteza:

- 1/2 taza de harina de almendras

- 2 cucharadas de edulcorante bajo en carbohidratos

- 1/4 taza de mantequilla derretida

- 1/2 cucharadita de canela molida

Instrucciones:

1) Precalentar el horno a 180°C y engrasar un molde para tartas de 20 cm.

2) En un bol, mezclar todos los ingredientes de la corteza hasta formar una masa homogénea. Presionar la masa en la base del molde y hornear durante 10 minutos.

3) Mientras tanto, en otro bol, mezclar todos los ingredientes del relleno hasta que estén bien incorporados.

4) Verter la mezcla sobre la corteza pre-horneada y hornear durante 30-35 minutos o hasta que el relleno esté firme.

5) Dejar enfriar antes de servir.

Tiempo de preparación: 15 minutos

Tiempo de cocción: 40-45 minutos

Porciones: 4

Fudge de chocolate sin azúcar

Ingredientes:

- 1 taza de crema de coco

- 1/2 taza de mantequilla de almendra sin azúcar

- 1/4 taza de cacao en polvo sin azúcar

- 2 cucharadas de edulcorante sin calorías

- 1 cucharadita de extracto de vainilla

- Pizca de sal

Instrucciones:

1) Forrar un molde cuadrado de 20x20 cm con papel encerado.

2) En una cacerola mediana a fuego medio, mezclar la crema de coco, la mantequilla de almendra, el cacao en polvo, el edulcorante sin calorías y la sal.

3) Revolver constantemente hasta que la mezcla se derrita y quede suave.

4) Retirar del fuego y añadir la vainilla.

5) Verter la mezcla en el molde preparado.

6) Refrigerar durante al menos 2 horas, o hasta que el fudge esté firme.

7) Cortar el fudge en cuadrados y servir.

Tiempo de preparación: Aproximadamente 15 minutos, más el tiempo de refrigeración.

Porciones: 4

Bombones de coco y chocolate

Ingredientes:

- 1/2 taza de aceite de coco

- 1/2 taza de coco rallado sin azúcar

- 1/4 taza de eritritol en polvo

- 1 cucharadita de extracto de vainilla

- 1 pizca de sal

- 2 onzas de chocolate sin azúcar

- 1 cucharadita de aceite de coco

Instrucciones:

1) En una sartén pequeña a fuego medio, derretir el aceite de coco.

2) Agregar el coco rallado, el eritritol en polvo, la vainilla y la sal. Mezclar bien hasta que estén completamente combinados.

3) Retirar del fuego y dejar enfriar durante unos minutos.

4) Con la ayuda de una cuchara, hacer bolas del tamaño deseado y colocarlas en un plato cubierto con papel de horno.

5) Poner los bombones en el congelador durante unos 15-20 minutos hasta que estén firmes.

6) Derretir el chocolate y el aceite de coco en una sartén pequeña a fuego bajo, revolviendo constantemente hasta que estén completamente derretidos.

7) Sacar los bombones del congelador y sumergirlos en el chocolate derretido, cubriendo completamente cada uno. Colocarlos de nuevo en el papel de horno.

8) Volver a poner los bombones en el congelador durante unos 10-15 minutos hasta que el chocolate se haya endurecido.

Tiempo de preparación: Aproximadamente 30 minutos.

Porciones: 4

Cada porción de esta receta (2 bombones) contiene alrededor de 3 gramos de carbohidratos netos, lo que lo hace ideal para la dieta cetogénica.

Galletas de cacahuete

Ingredientes:

- 1 taza de mantequilla de cacahuete natural sin azúcar

- 1/2 taza de eritritol en polvo

- 1 huevo grande

- 1 cucharadita de extracto de vainilla

- 1/4 cucharadita de sal

Instrucciones:

1) Precalentar el horno a 180°C.

2) En un tazón grande, mezclar la mantequilla de cacahuete, el eritritol en polvo, el huevo, el extracto de vainilla y la sal hasta que se integren bien todos los ingredientes.

3) Con una cuchara o una cuchara medidora, tomar porciones de la mezcla y formar bolas. Colocarlas en una bandeja para hornear cubierta con papel de horno. Aplanar las bolas con un tenedor para darles la forma de galletas.

4) Hornear las galletas durante unos 10-12 minutos o hasta que estén doradas en los bordes.

5) Dejar enfriar las galletas durante unos minutos en la bandeja antes de transferirlas a una rejilla para enfriar completamente.

Tiempo de preparación: 20 minutos

Tiempo de cocción: 10-15 minutos

Porciones: 4

Brownies de mantequilla de cacahuate

Ingredientes:

- 1 taza de mantequilla de cacahuete natural sin azúcar

- 1/2 taza de eritritol en polvo

- 2 huevos grandes

- 1/2 taza de cacao en polvo sin azúcar

- 1 cucharadita de extracto de vainilla

- 1/4 cucharadita de sal

Instrucciones:

1) Precalentar el horno a 180°C. Forrar un molde para hornear cuadrado de 20 cm con papel de horno.

2) En un tazón grande, mezclar la mantequilla de cacahuete, el eritritol en polvo, los huevos, el cacao en polvo, el extracto de vainilla y la sal hasta que se integren bien todos los ingredientes.

3) Verter la mezcla en el molde y extenderla de manera uniforme.

4) Hornear los brownies durante unos 20-25 minutos o hasta que un palillo insertado en el centro salga limpio.

5) Dejar enfriar los brownies en el molde durante unos minutos antes de cortarlos en porciones.

Tiempo de preparación: 10 minutos

Tiempo de cocción: 20-25 minutos

Porciones: 4

Muffins de plátano y nueces

Ingredientes:

- 3 plátanos maduros

- 4 huevos grandes

- 1/4 taza de aceite de coco

- 1/2 taza de harina de almendras

- 1/2 taza de nueces picadas

- 1 cucharadita de extracto de vainilla

- 1 cucharadita de canela en polvo

- 1 cucharadita de polvo para hornear

- Pizca de sal

Instrucciones:

1) Precalentar el horno a 180 grados Celsius y preparar una bandeja de muffins con papel para hornear.

2) En un tazón grande, mezclar los plátanos machacados con los huevos, el aceite de coco y el extracto de vainilla hasta obtener una mezcla suave y uniforme.

3) En otro tazón, mezclar la harina de almendras, las nueces picadas, la canela, el polvo para hornear y la sal.

4) Agregar los ingredientes secos a la mezcla de plátano y mezclar bien.

5) Distribuir la mezcla uniformemente en los moldes para muffins.

6) Hornear durante 20-25 minutos, o hasta que los muffins estén dorados y un palillo insertado en el centro salga limpio.

7) Dejar enfriar los muffins antes de servir.

Tiempo de preparación: 10 minutos

Tiempo de cocción: 20-25 minutos

Esta receta es para 4 porciones de 2 muffins cada una

Tarta de queso y arándanos sin azúcar

Ingredientes:

- 1 taza de almendras molidas

- 4 cucharadas de mantequilla sin sal

- 16 oz de queso crema

- 2 huevos

- 1/2 taza de edulcorante sin azúcar

- 1 cucharadita de extracto de vainilla

- 1 taza de arándanos frescos

- 1 cucharada de ralladura de limón

- 2 cucharadas de gelatina sin sabor

- 1/4 taza de agua

Preparación:

1) Precalentar el horno a 175°C. En un procesador de alimentos, mezclar las almendras molidas y la mantequilla hasta que estén bien combinados. Presionar la mezcla de almendra en la base de un molde para tarta.

2) En un tazón grande, batir el queso crema, los huevos, el edulcorante sin azúcar y el extracto de vainilla hasta que estén bien combinados. Agregar la ralladura de limón y los arándanos y mezclar suavemente.

3) Verter la mezcla de queso crema sobre la base de la tarta y alisar la parte superior con una espátula. Hornear durante unos 30-35 minutos o hasta que esté dorada en la parte superior y firme al tacto.

4) En un tazón pequeño, mezclar la gelatina sin sabor y el agua. Calentar en el microondas durante 10-15 segundos o hasta que la gelatina esté disuelta. Dejar enfriar un poco y luego verter sobre la parte superior de la tarta.

5) Enfriar la tarta durante al menos 2 horas en el refrigerador antes de servir.

Tiempo de preparación: 15 minutos

Tiempo de cocción: 35 minutos

Tiempo de enfriamiento: 2 horas

Porciones: 4

Tarta de coco sin azúcar

Ingredientes:

- 1 taza de harina de coco

- 1/2 taza de aceite de coco

- 1/2 taza de leche de coco

- 3 huevos grandes

- 1/2 taza de edulcorante en polvo sin calorías (como eritritol o stevia)

- 1 cucharadita de extracto de vainilla

- 1/2 cucharadita de sal

- 1/2 taza de coco rallado sin azúcar

Instrucciones:

1) Precalentar el horno a 180°C.

2) En un tazón grande, mezclar la harina de coco, el aceite de coco, la leche de coco, los huevos, el edulcorante, el extracto de vainilla y la sal hasta obtener una masa suave y homogénea.

3) Añadir el coco rallado a la masa y mezclar bien.

4) Verter la mezcla en un molde para tartas previamente engrasado.

5) Hornear durante 25-30 minutos, o hasta que la tarta esté dorada y firme al tacto.

6) Dejar enfriar la tarta antes de desmoldarla y servirla.

Tiempo de preparación: Alrededor de 40 minutos

Porciones: 4

Tarta de nueces pecanas sin azúcar

Ingredientes:

- 1 1/2 taza de nueces pecanas

- 1/2 taza de harina de almendras

- 1/4 taza de aceite de coco derretido

- 2 cucharadas de eritritol en polvo

- 1 cucharadita de extracto de vainilla

- 1/4 cucharadita de sal

- 2 huevos grandes

- 1/4 taza de sirope de arce sin azúcar

- 2 cucharadas de mantequilla sin sal derretida

- 1 cucharada de café expreso fuerte

Para la cobertura:

- 1/2 taza de nueces pecanas picadas

- 2 cucharadas de mantequilla sin sal derretida

- 2 cucharadas de sirope de arce sin azúcar

- Una pizca de sal

Instrucciones:

1) Precalentar el horno a 180°C.

2) En un procesador de alimentos, moler las nueces pecanas hasta que queden finamente picadas. Luego, añadir la harina de almendras, aceite de coco, eritritol, vainilla y sal, y procesar hasta que la mezcla esté bien combinada.

3) Añadir los huevos, sirope de arce, mantequilla derretida y café expreso, y procesar de nuevo hasta que la mezcla quede homogénea.

4) Engrasar un molde para tarta de 22 cm de diámetro con aceite de coco. Verter la mezcla de nueces en el molde y alisar con una cuchara.

5) Hornear durante 20-25 minutos, o hasta que la tarta esté dorada en los bordes y el centro esté firme al tacto.

6) Para la cobertura, mezclar las nueces pecanas picadas, mantequilla derretida, sirope de arce y sal en un tazón hasta que quede bien combinado.

7) Después de sacar la tarta del horno, distribuir la cobertura uniformemente sobre la superficie de la tarta. Volver a meter la tarta en el horno durante 5 minutos más.

8) Sacar del horno y dejar enfriar antes de servir.

Tiempo de preparación: 15 minutos

Tiempo de cocción: 25 minutos

Porciones: 4

Cheesecake de limón sin azúcar

Ingredientes:

• 1 taza de harina de almendra

• 3 cucharadas de edulcorante granulado sin azúcar

• 1/4 de taza de mantequilla sin sal, derretida

• 16 oz de queso crema, ablandado

• 1/2 taza de edulcorante granulado sin azúcar

• 2 huevos grandes

• 1/4 de taza de jugo de limón fresco

• 1 cucharadita de ralladura de limón

1/2 cucharadita de extracto de vainilla

• Pizca de sal

Instrucciones:

1) Precalentar el horno a 180°C y engrasar un molde para tarta de 9 pulgadas.

2) En un tazón, mezclar la harina de almendra, el edulcorante granulado sin azúcar y la mantequilla derretida hasta que se forme una masa uniforme.

3) Presionar la masa en el fondo del molde para tarta y hornear durante 10 minutos. Luego dejar enfriar.

4) En un tazón grande, batir el queso crema y el edulcorante granulado sin azúcar hasta que esté suave y cremoso.

5) Agregar los huevos uno a uno, batiendo bien después de cada adición.

6) Añadir el jugo de limón fresco, la ralladura de limón, el extracto de vainilla y la pizca de sal, y mezclar hasta que estén bien combinados.

7) Verter la mezcla sobre la corteza enfriada.

8) Hornear durante 35-40 minutos, o hasta que el centro de la tarta esté firme.

9) Retirar del horno y dejar enfriar a temperatura ambiente durante 30 minutos, luego refrigerar durante al menos 2 horas antes de servir.

Tiempo de preparación: 20 minutos

Tiempo de cocción: 45 minutos

Tiempo total: 3 horas y 5 minutos (incluyendo el tiempo de enfriamiento en la nevera)

Porciones 4

Helado de coco

Ingredientes:

- 1 lata de leche de coco

- 1/2 taza de crema de coco

- 1/4 taza de eritritol

- 1 cucharadita de extracto de vainilla

- 1/2 taza de coco rallado sin azúcar

Instrucciones:

1) En un tazón mediano, mezcla la leche de coco, la crema de coco, el eritritol y el extracto de vainilla hasta que estén bien combinados.

2) Agrega el coco rallado y mezcla bien.

3) Vierte la mezcla en una máquina de helados y sigue las instrucciones del fabricante para congelarla. Si no tienes una máquina de helados, vierte la mezcla en un recipiente apto para el congelador y colócalo en el congelador. Remueve cada 30 minutos hasta que el helado esté completamente congelado.

4) Sirve el helado de coco y disfruta.

Tiempo de preparación: 5 minutos (más tiempo de congelación)

Porciones: 4

Fresas cubiertas de chocolate negro

Ingredientes:

- 1 taza de fresas frescas

- 3 oz de chocolate negro sin azúcar (mínimo 70% de cacao)

- 1 cucharada de aceite de coco

- Opcional: nueces picadas, coco rallado sin azúcar u otros toppings bajos en carbohidratos.

Instrucciones:

1) Lavar y secar las fresas, y retirarles las hojas.

2) Derretir el chocolate negro y el aceite de coco en un recipiente a baño maría o en el microondas a intervalos de 30 segundos, removiendo cada vez hasta que esté completamente derretido.

3) Sumergir cada fresa en el chocolate derretido, asegurándose de que quede completamente cubierta.

4) Colocar las fresas cubiertas de chocolate en una bandeja forrada con papel encerado o una rejilla y dejar enfriar a temperatura ambiente durante unos minutos.

5) Opcionalmente, añadir los toppings bajos en carbohidratos elegidos antes de que el chocolate se enfríe y se solidifique.

6) Refrigerar durante al menos 30 minutos para que el chocolate se endurezca y sirve.

Tiempo de preparación: 10 minutos

Tiempo de enfriamiento: 30 minutos

Esta receta rinde para 4 porciones de aproximadamente 3 a 4 fresas cada una. Ten en cuenta que los toppings que se agreguen pueden variar la cantidad de carbohidratos y calorías.

Trufas de coco y chocolate

Ingredientes:

- 1/2 taza de crema de coco

- 1 taza de chocolate negro sin azúcar

- 1 cucharada de extracto de vainilla

- 2 tazas de coco rallado sin azúcar

- 1/4 de taza de cacao en polvo sin azúcar

Instrucciones:

1) En una cacerola pequeña, calienta la crema de coco a fuego medio hasta que esté caliente pero no hirviendo.

2) Añade el chocolate negro sin azúcar y el extracto de vainilla a la crema de coco caliente, y mezcla hasta que el chocolate se derrita por completo.

3) Añade 1 taza de coco rallado sin azúcar a la mezcla de chocolate y revuelve hasta que esté completamente incorporado.

4) Coloca la mezcla en la nevera durante al menos una hora, hasta que se solidifique.

4) Forma pequeñas bolas con la mezcla solidificada y colócalas en una bandeja forrada con papel encerado.

5) Coloca la otra taza de coco rallado y el cacao en polvo en platos separados. Cubre cada bola de chocolate con coco rallado o cacao en polvo hasta que estén completamente cubiertas.

6) Guarda las trufas en la nevera hasta que estén listas para servir.

Tiempo de preparación: 10 minutos

Tiempo de refrigeración: 1 hora

Porciones: 4

Panna cotta de coco

Ingredientes:

- 2 tazas de leche de coco

- 1/4 taza de eritritol o cualquier otro edulcorante bajo en carbohidratos

- 1 cucharadita de extracto de vainilla

- 1 sobre de gelatina sin sabor (7 gramos)

- 2 cucharadas de agua

Instrucciones:

1) En una cacerola pequeña, mezcla la leche de coco, el edulcorante y el extracto de vainilla. Calienta la mezcla a fuego medio-alto, revolviendo constantemente hasta que el edulcorante se disuelva completamente.

2) Mientras tanto, en un tazón pequeño, mezcla la gelatina sin sabor y el agua. Deja reposar durante 5 minutos para que la gelatina se hidrate.

3) Agrega la mezcla de gelatina a la cacerola con la mezcla de leche de coco y continúa calentando a fuego medio-bajo hasta que la gelatina se disuelva por completo y la mezcla esté suave.

4) Divide la mezcla en cuatro tazas o recipientes pequeños para postres y deja enfriar a temperatura ambiente durante unos 15-20 minutos.

5) Luego, refrigera las tazas durante al menos 4 horas, o hasta que la Panna cotta esté firme.

6) Sirve frío y disfruta de este delicioso postre cetogénico de Panna cotta de coco.

Tiempo de preparación: Aproximadamente 20 a 25 minutos

Tiempo de refrigeración: Aproximadamente 4 horas.

Porciones: 4

Pastel de calabaza y canela sin azúcar

Ingredientes:

- 1 taza de puré de calabaza

- 1/4 taza de mantequilla derretida

- 1/4 taza de crema espesa

- 3 huevos grandes

- 1/2 taza de edulcorante sin carbohidratos (por ejemplo, eritritol o stevia)

- 1 cucharadita de extracto de vainilla

- 1 cucharadita de canela molida

- 1/4 cucharadita de jengibre molido

- 1/4 cucharadita de nuez moscada molida

- 1/4 cucharadita de sal

Instrucciones:

1) Precalentar el horno a 175°C.

2) En un tazón grande, mezclar el puré de calabaza, la mantequilla derretida y la crema espesa hasta que estén bien combinados.

3) Agregar los huevos, el edulcorante, la vainilla, la canela, el jengibre, la nuez moscada y la sal. Batir bien hasta que la mezcla esté suave.

4) Verter la mezcla en un molde para pastel previamente engrasado y nivelar la superficie.

5) Hornear durante 30-35 minutos o hasta que el pastel esté dorado y firme al tacto.

6) Dejar enfriar completamente antes de cortar en porciones y servir.

Tiempo de preparación: 10 minutos

Tiempo de cocción: 30-35 minutos

Porciones: 4 personas

Galletas de jengibre sin azúcar

Ingredientes:

- 2 tazas de harina de almendras

- 1/4 taza de edulcorante sin calorías (stevia, eritritol, etc.)

- 1/4 taza de mantequilla derretida

- 1 huevo grande

- 2 cucharaditas de jengibre en polvo

- 1 cucharadita de canela en polvo

- 1/4 cucharadita de clavos molidos

- 1/4 cucharadita de nuez moscada molida

- 1/4 cucharadita de sal

Instrucciones:

1) Precalentar el horno a 180°C y forrar una bandeja de horno con papel para hornear.

2) En un tazón grande, mezclar la harina de almendras, el edulcorante, el jengibre, la canela, los clavos, la nuez moscada y la sal.

3) En otro tazón, batir la mantequilla derretida y el huevo hasta que estén bien mezclados.

4) Añadir la mezcla de mantequilla y huevo a la mezcla de harina y mezclar bien hasta que se forme una masa.

5) En una superficie enharinada, extender la masa y cortar las galletas con un cortador de galletas.

6) Colocar las galletas en la bandeja de horno preparada y hornear durante 10-12 minutos o hasta que estén doradas.

7) Dejar enfriar las galletas antes de servir.

Tiempo de preparación: 20 minutos

Tiempo de cocción: 10-12 minutos

Porciones: 4

Brownies de calabacín sin azúcar

Ingredientes:

• 1 calabacín mediano rallado

• 2 huevos

• 1/4 taza de aceite de coco derretido

• 1/4 taza de cacao en polvo sin azúcar

• 1/4 taza de harina de almendras

• 1/4 taza de edulcorante sin azúcar (como eritritol o stevia)

• 1 cucharadita de extracto de vainilla

• 1/2 cucharadita de polvo de hornear

• 1/4 cucharadita de sal

• 1/4 taza de nueces picadas (opcional)

Instrucciones:

1) Precalienta el horno a 180°C (350°F). Engrasa un molde para hornear cuadrado o rectangular.

2) En un tazón grande, mezcla el calabacín rallado, los huevos, el aceite de coco derretido y el extracto de vainilla. Mezcla bien hasta que todos los ingredientes estén combinados.

3) Agrega el cacao en polvo, la harina de almendras, el edulcorante sin azúcar, el polvo de hornear y la sal. Mezcla nuevamente hasta obtener una masa homogénea. Si deseas, puedes añadir las nueces picadas y mezclarlas suavemente en la masa.

4) Vierte la masa en el molde engrasado y extiéndela de manera uniforme.

5) Hornea en el horno precalentado durante 25-30 minutos, o hasta que, al insertar un palillo en el centro, este salga limpio. El tiempo de cocción puede variar dependiendo de la potencia de tu horno, así que es recomendable hacer la prueba del palillo para asegurarte de que estén completamente cocidos.

6) Una vez listos, retira los brownies del horno y déjalos enfriar en el molde durante unos minutos. Luego, córtalos en porciones y sirve.

Tiempo de preparación: 15 minutos

Tiempo de cocción: 25-30 minutos

Porciones: 4

Estos brownies de calabacín cetogénicos sin azúcar son una opción deliciosa y baja en carbohidratos para aquellos que siguen una dieta cetogénica o buscan reducir su consumo de azúcar.

Tarta de coco y limón sin azúcar

Ingredientes:

Para la base:

- 1 taza de harina de almendras

- 1/4 taza de coco rallado sin azúcar

- 2 cucharadas de edulcorante sin azúcar (como eritritol o stevia)

- 3 cucharadas de mantequilla derretida

Para el relleno:

- 1 lata de leche de coco refrigerada (400 ml)

- 1/4 taza de jugo de limón fresco

- 2 cucharadas de ralladura de limón

- 2 cucharadas de edulcorante sin azúcar

- 1 cucharadita de extracto de vainilla

Instrucciones:

1) En un tazón, mezcla la harina de almendras, el coco rallado sin azúcar, el edulcorante sin azúcar y la mantequilla derretida. Mezcla bien hasta que todos los ingredientes estén combinados y obtengas una masa similar a migas.

2) Presiona la masa de la base en el fondo de un molde para tarta, asegurándote de cubrir uniformemente toda la superficie. Puedes usar el dorso de una cuchara o tus manos para hacerlo. Luego, coloca el molde en el refrigerador mientras preparas el relleno.

3) En un tazón grande, abre la lata de leche de coco refrigerada y retira la parte sólida, dejando el líquido separado. Bate la parte sólida de la leche de coco con una batidora eléctrica hasta que se forme una consistencia similar a la crema batida.

4) Agrega el jugo de limón, la ralladura de limón, el edulcorante sin azúcar y el extracto de vainilla a la leche de coco batida. Mezcla bien hasta que todos los ingredientes estén incorporados y obtengas una mezcla suave.

5) Vierte la mezcla de coco y limón sobre la base de la tarta en el molde y extiéndela de manera uniforme.

6) Cubre el molde con papel filme o una tapa y colócalo en el refrigerador durante al menos 4 horas, o preferiblemente durante la noche, para que la tarta se enfríe y tome consistencia.

7) Una vez que la tarta esté bien enfriada y firme, retírala del refrigerador y desmóldala con cuidado. Corta en porciones y sirve.

Tiempo de preparación: 20 minutos

Tiempo de enfriamiento: 4 horas (o durante la noche)

Porciones: 4

Yogur griego con fresas y chocolate

Ingredientes:

- 2 tazas de yogur griego sin azúcar

- 1 taza de fresas frescas, cortadas en rodajas

- 2 onzas (56 gramos) de chocolate negro sin azúcar, picado

- 2 cucharadas de edulcorante sin azúcar (como eritritol o stevia)

- 1 cucharadita de extracto de vainilla

- 1 cucharada de semillas de chía (opcional)

Instrucciones:

1) En un tazón, mezcla el yogur griego sin azúcar, el edulcorante sin azúcar y el extracto de vainilla. Remueve bien hasta que estén completamente combinados.

2) Agrega las fresas en rodajas al yogur griego endulzado y mezcla suavemente para distribuir las fresas de manera uniforme en el yogur.

3) Si deseas, puedes añadir las semillas de chía al yogur y mezclar suavemente para incorporarlas.

4) Divide el yogur griego con fresas en porciones individuales y colócalas en recipientes o vasos.

5) Espolvorea el chocolate negro picado sobre cada porción de yogur con fresas.

6) Si prefieres el chocolate derretido, puedes derretirlo en el microondas o a baño maría y luego verterlo sobre el yogur griego con fresas.

7) Sirve inmediatamente y disfruta de este delicioso postre cetogénico.

Tiempo de preparación: 10 minutos

Porciones: 4

Bizcocho de chocolate y avellanas sin gluten

Ingredientes:

- 1 taza de harina de almendras

- 1/4 taza de cacao en polvo sin azúcar

- 1/4 taza de edulcorante sin azúcar (como eritritol o stevia)

- 1/2 cucharadita de levadura en polvo

- 1/4 cucharadita de sal

- 1/4 taza de mantequilla derretida

- 2 huevos

- 1/4 taza de leche de almendras sin azúcar

- 1/2 cucharadita de extracto de vainilla

- 1/4 taza de avellanas picadas

Instrucciones:

1) Precalienta el horno a 180°C (350°F). Engrasa un molde para bizcocho.

2) En un tazón grande, mezcla la harina de almendras, el cacao en polvo, el edulcorante sin azúcar, la levadura en polvo y la sal. Mezcla bien hasta que todos los ingredientes estén combinados.

3) Agrega la mantequilla derretida, los huevos, la leche de almendras y el extracto de vainilla a la mezcla de ingredientes secos. Mezcla hasta obtener una masa suave y homogénea.

4) Incorpora las avellanas picadas a la masa y mezcla suavemente para distribuirlas de manera uniforme.

5) Vierte la masa en el molde para bizcocho preparado, asegurándote de nivelar la superficie.

6) Hornea en el horno precalentado durante 25-30 minutos, o hasta que al insertar un palillo en el centro, este salga limpio. El tiempo de cocción puede variar dependiendo de la potencia de tu horno, así que es recomendable hacer la prueba del palillo para asegurarte de que esté completamente cocido.

7) Una vez listo, retira el bizcocho del horno y déjalo enfriar en el molde durante unos minutos. Luego, desmóldalo y déjalo enfriar por completo sobre una rejilla.

8) Una vez que el bizcocho esté completamente frío, córtalo en porciones y sirve.

Tiempo de preparación: 15 minutos

Tiempo de cocción: 25-30 minutos

Porciones: 4

Este bizcocho de chocolate y avellanas sin gluten es una deliciosa opción para aquellos que siguen una dieta cetogénica y no consumen gluten.

Tarta de queso y frutas rojas sin azúcar

Ingredientes:

• Para la base:

• 1 taza de harina de almendras

• 1/4 taza de mantequilla derretida

• 2 cucharadas de edulcorante sin azúcar (como eritritol o stevia)

Para el relleno:

• 8 onzas (225 gramos) de queso crema

• 1/4 taza de edulcorante sin azúcar

• 1 cucharadita de extracto de vainilla

• 1/2 taza de crema batida sin azúcar (opcional)

• Frutas rojas frescas (como fresas, frambuesas o moras) para decorar

Instrucciones:

1) En un tazón, mezcla la harina de almendras, la mantequilla derretida y el edulcorante sin azúcar. Remueve bien hasta obtener una masa similar a migas.

2) Presiona la masa de la base en el fondo de un molde para tarta, asegurándote de cubrir uniformemente toda la superficie. Puedes usar el dorso de una cuchara o tus manos para hacerlo. Luego, coloca el molde en el refrigerador mientras preparas el relleno.

3) En otro tazón, bate el queso crema, el edulcorante sin azúcar y el extracto de vainilla hasta obtener una mezcla suave y cremosa.

4) Si deseas un relleno más ligero, puedes incorporar la crema batida sin azúcar a la mezcla de queso crema. Mezcla suavemente hasta que esté bien combinado.

5) Vierte la mezcla de queso crema sobre la base de la tarta en el molde y extiéndela de manera uniforme.

6) Cubre el molde con papel filme o una tapa y colócalo en el refrigerador durante al menos 2 horas para que la tarta se enfríe y tome consistencia.

7) Una vez que la tarta esté bien enfriada y firme, retírala del refrigerador y desmóldala con cuidado.

8) Decora la tarta con frutas rojas frescas, como fresas, frambuesas o moras, colocándolas sobre la superficie del relleno.

9) Sirve y disfruta de esta deliciosa tarta de queso y frutas rojas sin azúcar.

Tiempo de preparación: 20 minutos

Tiempo de enfriamiento: 2 horas

Porciones: 4

Pudín de vainilla y coco sin azúcar

Ingredientes:

• 1 lata de leche de coco refrigerada (400 ml)

• 1/2 taza de leche de almendras sin azúcar

• 3 cucharadas de edulcorante sin azúcar (como eritritol o stevia)

• 2 cucharaditas de extracto de vainilla

• 2 cucharadas de gelatina sin sabor en polvo

• 1/4 taza de agua caliente

• Coco rallado sin azúcar para decorar (opcional)

Instrucciones:

1) En un tazón grande, abre la lata de leche de coco refrigerada y retira la parte sólida, dejando el líquido separado. Bate la parte sólida de la leche de coco con una batidora eléctrica hasta que se forme una consistencia similar a la crema batida.

2) En otro tazón, mezcla la leche de almendras, el edulcorante sin azúcar y el extracto de vainilla. Remueve bien hasta que el edulcorante se disuelva por completo.

3) Agrega la mezcla de leche y vainilla a la leche de coco batida y mezcla suavemente hasta que estén completamente combinadas.

4) En un recipiente aparte, disuelve la gelatina sin sabor en el agua caliente, siguiendo las instrucciones del paquete.

5) Añade la gelatina disuelta a la mezcla de leche de coco y vainilla. Mezcla bien para asegurarte de que la gelatina esté completamente incorporada.

6) Vierte la mezcla de pudín en recipientes individuales para postre.

7) Cubre los recipientes con papel filme o tapas y colócalos en el refrigerador durante al menos 4 horas, o preferiblemente durante la noche, para que el pudín se enfríe y tome consistencia.

8) Una vez que el pudín esté bien enfriado y firme, retíralo del refrigerador y decora con coco rallado sin azúcar, si lo deseas.

Tiempo de preparación: 10 minutos

Tiempo de enfriamiento: 4 horas (o durante la noche)

Porciones: 4

Helado de fresa sin azúcar

Ingredientes:

- 2 tazas de fresas frescas

- 1 lata de leche de coco refrigerada (400 ml)

- 1/2 taza de leche de almendras sin azúcar

- 3 cucharadas de edulcorante sin azúcar (como eritritol o stevia)

- 1 cucharadita de extracto de vainilla

Instrucciones:

1) Lava y corta las fresas en trozos pequeños.

2) En un procesador de alimentos o licuadora, coloca las fresas cortadas y tritúralas hasta obtener una consistencia suave. Si deseas, puedes dejar algunos trozos de fresa para obtener una textura más rústica.

3) En un tazón grande, abre la lata de leche de coco refrigerada y retira la parte sólida, dejando el líquido separado. Bate la parte sólida de la leche de coco con una batidora eléctrica hasta que se forme una consistencia similar a la crema batida.

4) Agrega la leche de almendras, el edulcorante sin azúcar y el extracto de vainilla a la leche de coco batida. Mezcla bien hasta que todos los ingredientes estén combinados.

5) Añade la mezcla de fresas trituradas a la mezcla de leche de coco y vainilla. Mezcla suavemente hasta que estén completamente incorporadas.

6) Vierte la mezcla en un recipiente apto para congelador.

7) Cubre el recipiente con papel film o una tapa y colócalo en el congelador durante 4-6 horas, o preferiblemente durante la noche, para que el helado se solidifique.

8) Cada hora durante las primeras 4 horas, retira el recipiente del congelador y mezcla bien el helado con una cuchara para romper los cristales de hielo y obtener una textura más suave. Luego, vuelve a colocarlo en el congelador.

9) Una vez que el helado de fresa esté completamente congelado y listo para servir, retíralo del congelador y déjalo reposar a temperatura ambiente durante unos minutos para que sea más fácil de servir.

Tiempo de preparación: 10 minutos

Tiempo de enfriamiento: 4-6 horas (o durante la noche)

Porciones: 4

Tarta de queso y caramelo sin azúcar

Ingredientes:

• 200 g de almendras trituradas

• 80 g de mantequilla derretida

• 500 g de queso crema

• 200 ml de crema espesa

• 4 huevos

• 1 cucharadita de extracto de vainilla

• Edulcorante sin azúcar al gusto

• 100 g de caramelo sin azúcar (puedes encontrar recetas para hacerlo casero sin azúcar)

Instrucciones:

1) Precalienta el horno a 180 °C.

2) En un recipiente, mezcla las almendras trituradas con la mantequilla derretida hasta obtener una mezcla homogénea. Presiona esta mezcla en el fondo de un molde para tarta previamente engrasado, creando la base de la tarta. Lleva al horno y hornea durante 10 minutos o hasta que esté ligeramente dorada. Retira del horno y deja enfriar.

3) En otro recipiente, bate el queso crema, la crema espesa, los huevos, el extracto de vainilla y el edulcorante sin azúcar hasta obtener una mezcla suave y cremosa. Ajusta la cantidad de edulcorante según tu preferencia personal.

4) Vierte la mezcla de queso crema sobre la base de almendras en el molde para tarta.

5) Coloca el molde en una bandeja para hornear más grande y vierte agua caliente en la bandeja, creando un baño de agua para hornear la tarta.

6) Hornea la tarta durante aproximadamente 20-25 minutos o hasta que esté firme en los bordes, pero aun ligeramente temblorosa en el centro.

7) Retira del horno y deja que la tarta se enfríe a temperatura ambiente. Luego, refrigérala durante al menos 4 horas o preferiblemente durante toda la noche para que se asiente y adquiera una textura firme.

8) Antes de servir, vierte el caramelo sin azúcar sobre la tarta de queso y extiéndelo de manera uniforme.

Tiempo de preparación: Aproximadamente 30 minutos

Porciones: 4

Recuerda que las porciones y los tiempos de preparación pueden variar según tus necesidades y preferencias.

Tarta de frutas sin azúcar

Ingredientes:

- 150 g de almendras trituradas

- 60 g de mantequilla derretida

- 250 g de queso crema

- 200 ml de crema espesa

- Edulcorante sin azúcar al gusto

- 1 cucharadita de extracto de vainilla

- Frutas frescas variadas (como fresas, arándanos, frambuesas, kiwi, etc.)

Instrucciones:

1) Precalienta el horno a 180 °C.

2) En un recipiente, mezcla las almendras trituradas con la mantequilla derretida hasta obtener una mezcla homogénea. Presiona esta mezcla en el fondo de un molde para tarta previamente engrasado, creando la base de la tarta. Lleva al horno y hornea durante 10 minutos o hasta que esté ligeramente dorada. Retira del horno y deja enfriar.

3) En otro recipiente, bate el queso crema, la crema espesa, el edulcorante sin azúcar y el extracto de vainilla hasta obtener una mezcla suave y cremosa. Ajusta la cantidad de edulcorante según tu preferencia personal.

4) Vierte la mezcla de queso crema sobre la base de almendras en el molde para tarta.

5) Lava y corta las frutas frescas en rodajas o trozos.

6) Coloca las frutas sobre la mezcla de queso crema de manera decorativa. Puedes cubrir toda la superficie o crear un patrón con las frutas.

7) Refrigera la tarta durante al menos 2 horas para que se asiente y adquiera una textura firme.

8) Antes de servir, puedes decorar la tarta con algunas hojas de menta fresca u otros elementos decorativos si lo deseas.

Tiempo de preparación: Aproximadamente 30 minutos

Porciones: 4

Cheesecake de frutas del bosque sin azúcar

Ingredientes:

- 150 g de almendras trituradas

- 60 g de mantequilla derretida

- 250 g de queso crema

- 200 ml de crema espesa

- Edulcorante sin azúcar al gusto

- 1 cucharadita de extracto de vainilla

- 200 g de frutas del bosque (como moras, arándanos, frambuesas)

• Hojas de menta fresca para decorar (opcional)

Instrucciones:

1) Precalienta el horno a 180 °C.

2) En un recipiente, mezcla las almendras trituradas con la mantequilla derretida hasta obtener una mezcla homogénea. Presiona esta mezcla en el fondo de un molde para tarta previamente engrasado, creando la base de la tarta. Lleva al horno y hornea durante 10 minutos o hasta que esté ligeramente dorada. Retira del horno y deja enfriar.

3) En otro recipiente, bate el queso crema, la crema espesa, el edulcorante sin azúcar y el extracto de vainilla hasta obtener una mezcla suave y cremosa. Ajusta la cantidad de edulcorante según tu preferencia personal.

4) Vierte la mezcla de queso crema sobre la base de almendras en el molde para tarta.

5) Distribuye las frutas del bosque sobre la mezcla de queso crema de manera uniforme.

6) Refrigera la tarta durante al menos 2 horas o hasta que esté firme.

7) Antes de servir, puedes decorar la tarta con hojas de menta fresca u otras frutas del bosque adicionales si lo deseas.

Tiempo de preparación: Aproximadamente 30 minutos

Porciones: 4

Muffins de limón y frambuesa sin azúcar

Ingredientes:

• 150 g de harina de almendra

• 1 cucharadita de polvo para hornear

• 1/4 cucharadita de sal

• 3 huevos

• 60 ml de aceite de coco derretido

• 60 ml de leche de almendra sin azúcar

• Edulcorante sin azúcar al gusto

• Ralladura de 1 limón

• Zumo de 1 limón

• 100 g de frambuesas frescas

Instrucciones:

1) Precalienta el horno a 180 °C y coloca los moldes para muffins en una bandeja para muffins.

2) En un tazón grande, mezcla la harina de almendra, el polvo para hornear y la sal.

3) En otro tazón, bate los huevos con el aceite de coco derretido, la leche de almendra sin azúcar, el edulcorante sin azúcar, la ralladura de limón y el zumo de limón. Ajusta la cantidad de edulcorante según tu preferencia personal.

4) Vierte la mezcla líquida sobre los ingredientes secos y mezcla hasta obtener una masa homogénea.

5) Añade las frambuesas a la masa y mezcla suavemente para distribuirlas de manera uniforme.

6) Divide la masa entre los moldes para muffins, llenándolos aproximadamente hasta 3/4 de su capacidad.

7) Hornea los muffins durante aproximadamente 20-25 minutos o hasta que estén dorados y al insertar un palillo en el centro, salga limpio.

8) Retira los muffins del horno y deja que se enfríen en la bandeja durante unos minutos. Luego, transfiérelos a una rejilla para que se enfríen por completo.

Tiempo de preparación: 30 minutos

Porciones: 4

Brownies de coco sin azúcar

Ingredientes:

- 100 g de harina de coco

- 50 g de cacao en polvo sin azúcar

- 1/2 cucharadita de polvo para hornear

- 1/4 cucharadita de sal

- 100 g de mantequilla derretida

- 4 huevos

- Edulcorante sin azúcar al gusto

- 1 cucharadita de extracto de vainilla

- 50 g de nueces picadas (opcional)

Instrucciones:

1) Precalienta el horno a 180 °C y prepara un molde cuadrado o rectangular engrasado.

2) En un tazón grande, mezcla la harina de coco, el cacao en polvo, el polvo para hornear y la sal.

3) En otro tazón, bate la mantequilla derretida, los huevos, el edulcorante sin azúcar y el extracto de vainilla hasta obtener una mezcla suave.

4) Vierte la mezcla líquida sobre los ingredientes secos y mezcla hasta obtener una masa homogénea. Asegúrate de que no queden grumos.

5) Si deseas, añade las nueces picadas a la masa y mezcla suavemente para distribuirlas de manera uniforme.

6) Vierte la masa en el molde preparado y extiéndela de manera uniforme.

7) Hornea los brownies durante aproximadamente 20-25 minutos o hasta que estén firmes en los bordes, pero aun ligeramente húmedos en el centro.

8) Retira los brownies del horno y deja que se enfríen en el molde antes de cortarlos en porciones.

Tiempo de preparación: Aproximadamente 30 minutos

Porciones: 4

Galletas de queso y nueces

Ingredientes:

- 100 g de harina de almendra

- 50 g de queso parmesano rallado

- 50 g de mantequilla derretida

- 1 huevo

- 50 g de nueces picadas

- 1/2 cucharadita de polvo para hornear

- Sal y pimienta al gusto

Instrucciones:

1) Precalienta el horno a 180 °C y forra una bandeja para hornear con papel de horno.

2) En un tazón, mezcla la harina de almendra, el queso parmesano rallado, el polvo para hornear, sal y pimienta. Asegúrate de que todos los ingredientes secos estén bien incorporados.

3) Agrega la mantequilla derretida y el huevo al tazón de ingredientes secos. Mezcla bien hasta obtener una masa homogénea.

4) Añade las nueces picadas a la masa y mezcla para distribuirlas de manera uniforme.

5) Forma pequeñas bolas de masa con tus manos y colócalas en la bandeja para hornear preparada. Deja suficiente espacio entre las galletas, ya que se expandirán durante la cocción.

6) Usa un tenedor para presionar ligeramente cada galleta y darles una forma decorativa.

7) Hornea las galletas durante aproximadamente 12-15 minutos, o hasta que estén doradas en los bordes.

8) Retira las galletas del horno y déjalas enfriar en la bandeja durante unos minutos. Luego, transfiérelas a una rejilla para que se enfríen por completo.

Tiempo de preparación: 30 minutos

Porciones: 4

Tarta de queso y chocolate blanco sin azúcar

Ingredientes:

- 200 g de galletas bajas en carbohidratos (puedes usar galletas de almendra o de coco sin azúcar)

- 80 g de mantequilla derretida

- 200 g de queso crema

- 200 g de chocolate blanco sin azúcar

- 200 ml de crema espesa

- Edulcorante sin azúcar al gusto

- 1 cucharadita de extracto de vainilla

- Frambuesas frescas para decorar (opcional)

Instrucciones:

1) Tritura las galletas bajas en carbohidratos en un procesador de alimentos o colócalas en una bolsa y machácalas con un rodillo hasta que se conviertan en migas finas.

2) En un recipiente, mezcla las migas de galleta con la mantequilla derretida hasta que se combinen por completo. Luego, presiona esta mezcla en el fondo de un molde para tarta previamente engrasado, creando la base de la tarta. Lleva al refrigerador para que se enfríe y se endurezca.

3) En un recipiente apto para microondas, derrite el chocolate blanco sin azúcar en intervalos cortos de tiempo, removiendo cada vez hasta que esté completamente derretido y suave. Deja enfriar ligeramente.

4) En otro recipiente, bate el queso crema, la crema espesa, el edulcorante sin azúcar y el extracto de vainilla hasta obtener una mezcla suave y cremosa. Ajusta la cantidad de edulcorante según tu preferencia personal.

5) Agrega el chocolate blanco derretido a la mezcla de queso crema y mezcla hasta que esté bien incorporado y la mezcla sea homogénea.

6) Vierte la mezcla de queso crema y chocolate blanco sobre la base de galleta en el molde para tarta.

7) Alisa la superficie de la tarta con una espátula o una cuchara.

8) Refrigera la tarta durante al menos 4 horas o hasta que esté firme.

9) Antes de servir, decora la tarta con frambuesas frescas u otros elementos decorativos si lo deseas.

Tiempo de preparación: Aproximadamente 30 minutos

Tiempo de refrigeración: Aproximadamente 4 horas

Porciones: 4

Tarta de manzana y canela sin azúcar

Ingredientes:

- 2 manzanas grandes, peladas y cortadas en rodajas finas

- Jugo de medio limón

- 150 g de harina de almendra

- 30 g de harina de coco

- 2 cucharaditas de canela en polvo

- 1/2 cucharadita de polvo para hornear

- 1/4 cucharadita de sal

- 3 huevos

- 60 ml de aceite de coco derretido

- Edulcorante sin azúcar al gusto

• 1 cucharadita de extracto de vainilla

• 1 cucharada de mantequilla derretida para engrasar el molde

Instrucciones:

1) Precalienta el horno a 180 °C y engrasa un molde para tarta con la mantequilla derretida.

2) En un tazón, mezcla las rodajas de manzana con el jugo de limón para evitar que se oxiden y se pongan marrones. Reserva.

3) En otro tazón, mezcla la harina de almendra, la harina de coco, la canela en polvo, el polvo para hornear y la sal.

4) En un tercer tazón, bate los huevos, el aceite de coco derretido, el edulcorante sin azúcar y el extracto de vainilla hasta obtener una mezcla suave.

5) Agrega los ingredientes secos al tazón de la mezcla de huevos y mezcla bien hasta obtener una masa homogénea.

6) Vierte la mitad de la masa en el molde para tarta previamente engrasado.

7) Coloca la mitad de las rodajas de manzana en una capa uniforme sobre la masa.

8) Vierte el resto de la masa sobre las manzanas y luego coloca el resto de las rodajas de manzana encima, formando un patrón decorativo si lo deseas.

9) Hornea la tarta durante aproximadamente 30-35 minutos, o hasta que esté dorada y firme al tacto.

10) Retira la tarta del horno y déjala enfriar en el molde antes de desmoldarla y cortarla en porciones.

Tiempo de preparación: Aproximadamente 45 minutos

Porciones: 4

Mousse de coco y chocolate

Ingredientes:

- 200 ml de crema espesa

- 100 g de chocolate negro sin azúcar, picado

- 1 lata (400 ml) de leche de coco sin azúcar

- Edulcorante sin azúcar al gusto

- 1 cucharadita de extracto de vainilla

- Coco rallado para decorar (opcional)

Instrucciones:

1) En una cacerola pequeña, calienta la crema espesa a fuego medio hasta que esté caliente pero no hirviendo. Retira del fuego.

2) Agrega el chocolate negro picado a la crema caliente y remueve hasta que se derrita por completo y obtengas una mezcla suave y homogénea.

3) Añade la leche de coco sin azúcar, el edulcorante sin azúcar y el extracto de vainilla a la mezcla de chocolate caliente. Remueve bien para combinar todos los ingredientes.

4) Transfiere la mezcla a un tazón grande y refrigera durante al menos 2 horas o hasta que esté completamente fría y espesa.

5) Una vez que la mezcla esté fría, bátela con una batidora eléctrica a velocidad alta hasta obtener una consistencia de mousse suave y esponjosa.

6) Divide la mousse en recipientes individuales y vuelve a refrigerar durante al menos 1 hora antes de servir.

7) Si deseas, decora con coco rallado antes de servir.

Tiempo de preparación: Aproximadamente 30 minutos (más tiempo de enfriamiento 2 horas o más)

Porciones: 4

Tarta de queso keto con base de almendras

Ingredientes:

Para la base:

• 150 g de almendras molidas

• 50 g de mantequilla derretida

• 2 cucharadas de edulcorante sin azúcar

Para el relleno de la tarta:

• 400 g de queso crema

• 200 ml de crema espesa

• 3 huevos

• 2 cucharaditas de extracto de vainilla

• 2 cucharadas de edulcorante sin azúcar

Instrucciones:

1) Precalienta el horno a 180 °C.

2) En un tazón, mezcla las almendras molidas, la mantequilla derretida y el edulcorante sin azúcar hasta que todos los ingredientes estén bien combinados.

3) Presiona la mezcla de almendras en el fondo de un molde para tarta previamente engrasado, creando una base uniforme. Puedes usar el dorso de una cuchara o un vaso para ayudarte a compactar la base.

4) Hornea la base de almendras durante aproximadamente 10 minutos, o hasta que esté dorada. Retira del horno y deja enfriar mientras preparas el relleno.

5) En otro tazón, bate el queso crema, la crema espesa, los huevos, el extracto de vainilla y el edulcorante sin azúcar hasta obtener una mezcla suave y homogénea.

6) Vierte la mezcla de queso crema sobre la base de almendras enfriada en el molde para tarta.

7) Hornea la tarta durante aproximadamente 30-35 minutos, o hasta que esté firme en el centro.

8) Retira del horno y deja enfriar a temperatura ambiente. Luego, transfiere la tarta a la nevera y déjala enfriar durante al menos 2 horas, o hasta que esté completamente fría y firme.

9) Una vez que la tarta esté fría, desmóldala cuidadosamente del molde y sírvela en porciones.

Tiempo de preparación: Aproximadamente 45 minutos (más tiempo de enfriamiento de 2 horas o más)

Porciones: 4

Galletas de mantequilla de almendra

Ingredientes:

- 1 taza de harina de almendra

- 1/4 taza de mantequilla sin sal, ablandada

- 1/4 taza de edulcorante natural bajo en carbohidratos (como eritritol o stevia)

- 1 cucharadita de extracto de vainilla

- 1 huevo

- 1/4 cucharadita de sal

Instrucciones:

1) Precalienta el horno a 180°C (350°F). Prepara una bandeja para hornear cubriéndola con papel para hornear o engrasándola ligeramente.

2) En un tazón grande, mezcla la mantequilla ablandada con el edulcorante natural hasta obtener una mezcla suave y cremosa.

3) Agrega el huevo y el extracto de vainilla a la mezcla de mantequilla y edulcorante. Mezcla bien hasta que estén completamente incorporados.

4) Añade la harina de almendra y la sal al tazón. Mezcla todo hasta obtener una masa homogénea y pegajosa.

5) Toma porciones de masa del tamaño de una cucharada y colócalas en la bandeja para hornear preparada. Deja suficiente espacio entre cada galleta, ya que se expandirán ligeramente durante la cocción.

6) Usa la parte trasera de un tenedor para hacer una ligera marca en la parte superior de cada galleta, creando un patrón de líneas cruzadas.

7) Coloca la bandeja para hornear en el horno precalentado y hornea las galletas durante 12 a 15 minutos, o hasta que los bordes estén ligeramente dorados.

8) Una vez que las galletas estén listas, retíralas del horno y déjalas enfriar en la bandeja durante unos minutos. Luego, transfiérelas a una rejilla de enfriamiento para que se enfríen por completo.

9) Una vez que las galletas estén completamente enfriadas, puedes disfrutarlas de inmediato o guardarlas en un recipiente hermético para disfrutarlas más tarde.

Tiempo de preparación: 10 minutos

Tiempo de cocción: 12-15 minutos

Porciones: 4

Brownies de chocolate negro

Ingredientes:

• 100 g de chocolate negro (al menos 70% de cacao)

• 1/4 taza de mantequilla sin sal

• 1/4 taza de edulcorante natural bajo en carbohidratos (como eritritol o stevia)

• 2 huevos

• 1 cucharadita de extracto de vainilla

• 1/4 taza de harina de almendra

• 2 cucharadas de cacao en polvo sin azúcar

• 1/4 cucharadita de sal

Instrucciones:

1) Precalienta el horno a 180°C (350°F). Prepara un molde para hornear cuadrado o rectangular cubriéndolo con papel para hornear o engrasándolo ligeramente.

2) En un recipiente resistente al calor, coloca el chocolate negro y la mantequilla. Derrite la mezcla en el microondas o en baño María hasta que esté suave y completamente derretida.

3) En un tazón aparte, mezcla el edulcorante natural, los huevos y el extracto de vainilla. Bate bien hasta obtener una mezcla homogénea.

4) Agrega la mezcla de huevo y vainilla al recipiente con el chocolate derretido y mezcla hasta que estén completamente incorporados.

5) En otro tazón aparte, combina la harina de almendra, el cacao en polvo y la sal. Mezcla bien los ingredientes secos.

6) Agrega los ingredientes secos a la mezcla de chocolate y huevos. Mezcla hasta obtener una masa suave y sin grumos.

7) Vierte la masa en el molde para hornear preparado, asegurándote de que esté distribuida de manera uniforme.

8) Coloca el molde en el horno precalentado y hornea los brownies durante 20 a 25 minutos, o hasta que un palillo insertado en el centro salga ligeramente húmedo.

9) Una vez que los brownies estén listos, retíralos del horno y déjalos enfriar en el molde durante unos minutos. Luego, transfiérelos a una rejilla de enfriamiento para que se enfríen por completo.

10) Una vez que los brownies estén completamente enfriados, córtalos en porciones y sírvelos.

Tiempo de preparación: 15 minutos

Tiempo de cocción: 20-25 minutos

Porciones: 4

Flan de coco sin azúcar

Ingredientes:

• 1 lata de leche de coco sin azúcar (400 ml)

• 4 huevos

• 1/4 taza de edulcorante natural bajo en carbohidratos (como eritritol o stevia)

• 1 cucharadita de extracto de vainilla

• 1/4 cucharadita de sal

Instrucciones:

1) Precalienta el horno a 180°C (350°F). Prepara cuatro moldes individuales para flan, o un molde grande para flan, colocándolos dentro de una bandeja para horno.

2) En un tazón grande, mezcla la leche de coco, los huevos, el edulcorante natural, el extracto de vainilla y la sal. Bate bien hasta obtener una mezcla suave y homogénea.

3) Luego, vierte la mezcla de flan en los moldes individuales o en el molde grande.

4) Llena la bandeja para horno con agua caliente, hasta que el agua alcance aproximadamente la mitad de la altura de los moldes para flan. Esto creará un baño de agua alrededor de los flanes y ayudará a que se cocinen de manera uniforme.

5) Coloca la bandeja con los moldes en el horno precalentado y hornea durante 40 a 45 minutos, o hasta que los flanes estén firmes en el centro.

6) Una vez que los flanes estén listos, retira la bandeja del horno y deja que los flanes se enfríen dentro de la bandeja durante unos minutos. Luego, retira los moldes de flan de la bandeja y déjalos enfriar por completo a temperatura ambiente.

7) Una vez que los flanes de coco estén completamente enfriados, cúbrelos con papel de aluminio o envuelve los moldes individuales con film

transparente y colócalos en el refrigerador durante al menos 2 horas, o hasta que estén bien fríos y firmes.

8) Antes de servir, pasa un cuchillo alrededor del borde de cada molde y luego invierte suavemente el flan en un plato para servir.

Tiempo de preparación: 10 minutos

Tiempo de cocción: 40-45 minutos

Porciones: 4

Muffins de Calabaza y Canela cetogénicos

Ingredientes:

• 1 taza de harina de almendra

• 1/4 taza de edulcorante natural bajo en carbohidratos (como eritritol o stevia)

• 1 cucharadita de canela en polvo

• 1/2 cucharadita de levadura en polvo

• 1/4 cucharadita de bicarbonato de sodio

• 1/4 cucharadita de sal

• 1/2 taza de puré de calabaza (puedes usar calabaza enlatada sin azúcar agregada)

• 2 huevos

• 1/4 taza de mantequilla derretida

• 1 cucharadita de extracto de vainilla

Instrucciones:

1) Precalienta el horno a 180°C (350°F). Prepara un molde para muffins con capacillos de papel o engrasándolo ligeramente.

2) En un tazón grande, mezcla la harina de almendra, el edulcorante natural, la canela en polvo, la levadura en polvo, el bicarbonato de sodio y la sal. Mezcla bien los ingredientes secos.

3) En otro tazón, mezcla el puré de calabaza, los huevos, la mantequilla derretida y el extracto de vainilla. Bate bien hasta obtener una mezcla suave y homogénea.

4) Agrega la mezcla líquida a los ingredientes secos y mezcla hasta que estén bien combinados, pero evita mezclar en exceso.

5) Vierte la masa en los moldes para muffins, llenándolos aproximadamente hasta 2/3 de su capacidad.

6) Coloca el molde para muffins en el horno precalentado y hornea durante 20 a 25 minutos, o hasta que los muffins estén dorados en la parte superior y un palillo insertado en el centro salga limpio.

7) Una vez que los muffins estén listos, retíralos del horno y déjalos enfriar en el molde durante unos minutos. Luego, transfiérelos a una rejilla de enfriamiento para que se enfríen por completo.

8) Una vez que los muffins de calabaza y canela estén completamente enfriados, puedes disfrutarlos de inmediato o almacenarlos en un recipiente hermético.

Tiempo de preparación: 10 minutos

Tiempo de cocción: 20-25 minutos

Porciones: 4

Helado de vainilla sin azúcar

Ingredientes:

• 2 tazas de crema espesa (nata para montar)

• 1 taza de leche de almendra sin azúcar

• 1/4 taza de edulcorante natural bajo en carbohidratos (como eritritol o stevia)

• 2 cucharaditas de extracto de vainilla

• 4 yemas de huevo

Instrucciones:

1) En un tazón grande, mezcla la crema espesa, la leche de almendra, el edulcorante natural y el extracto de vainilla. Mezcla bien hasta que el edulcorante se disuelva por completo.

2) En otro tazón, bate las yemas de huevo hasta que estén suaves y ligeramente espumosas.

3) Vierte lentamente la mezcla de crema espesa en las yemas de huevo batidas, batiendo constantemente para evitar que las yemas se cocinen.

4) Transfiere la mezcla a una cacerola y caliéntala a fuego medio-bajo. Cocina la mezcla, revolviendo constantemente, hasta que espese ligeramente y alcance una consistencia parecida a la de una salsa. No permitas que la mezcla hierva.

5) Retira la cacerola del fuego y deja que la mezcla se enfríe a temperatura ambiente. Luego, cúbrela con papel filme y refrigérala durante al menos 4 horas, o hasta que esté bien fría.

6) Una vez que la mezcla esté bien refrigerada, viértela en una máquina para hacer helados y sigue las instrucciones del fabricante para preparar el helado.

7) Si no tienes una máquina para hacer helados, puedes verter la mezcla en un recipiente hermético y colocarlo en el congelador. Cada 30 minutos, retira el recipiente del congelador y mezcla vigorosamente la mezcla para romper los cristales de hielo. Repite este proceso al menos 3 veces durante el proceso de congelación para obtener una textura más suave.

8) Una vez que el helado esté listo, puedes servirlo de inmediato o transferirlo a un recipiente hermético y guardarlo en el congelador hasta que esté listo para servir.

Tiempo de preparación: 10 minutos

Tiempo de refrigeración: 4 horas

Porciones: 4

Bombones de mantequilla de cacahuete

Ingredientes:

• 1/2 taza de mantequilla de cacahuete natural (sin azúcar añadido)

• 1/4 taza de aceite de coco

• 2 cucharadas de edulcorante natural bajo en carbohidratos (como eritritol o stevia)

• 1 cucharadita de extracto de vainilla

• Una pizca de sal

• 1/4 taza de harina de almendra

• 50 g de chocolate negro (al menos 70% de cacao)

Instrucciones:

1) En un tazón grande, combina la mantequilla de cacahuete, el aceite de coco, el edulcorante natural, el extracto de vainilla y la pizca de sal. Mezcla bien hasta obtener una mezcla suave y homogénea.

2) Agrega la harina de almendra a la mezcla y mezcla hasta que esté completamente incorporada.

3) Forma pequeñas bolitas con la mezcla de mantequilla de cacahuete y colócalas en una bandeja forrada con papel encerado.

4) Coloca la bandeja en el congelador y deja que los bombones de mantequilla de cacahuete se enfríen durante al menos 30 minutos.

5) Mientras tanto, derrite el chocolate negro en el microondas o en baño María, revolviendo ocasionalmente hasta que esté suave y sin grumos.

6) Retira la bandeja del congelador y sumerge cada bombón de mantequilla de cacahuete en el chocolate derretido, asegurándote de que estén completamente cubiertos. Puedes usar un tenedor o una cuchara para ayudarte en este proceso.

7) Vuelve a colocar los bombones cubiertos de chocolate en la bandeja forrada con papel encerado y vuelve a colocarlos en el congelador durante al menos 30 minutos más, o hasta que el chocolate esté completamente endurecido.

8) Una vez que los bombones estén completamente enfriados y el chocolate esté firme, puedes transferirlos a un recipiente hermético y almacenarlos en el refrigerador hasta que estén listos para servir.

Tiempo de preparación: 15 minutos

Tiempo de refrigeración: 1 hora

Porciones: 4

Yogur griego con bayas frescas

Ingredientes:

- 2 tazas de yogur griego sin azúcar

- 1 taza de bayas frescas (como fresas, arándanos, frambuesas o moras)

- 2 cucharadas de edulcorante natural bajo en carbohidratos (opcional)

- 1 cucharadita de extracto de vainilla (opcional)

- 2 cucharadas de nueces picadas o almendras laminadas (opcional)

Instrucciones:

1) En un tazón, mezcla el yogur griego con el edulcorante natural y el extracto de vainilla, si deseas endulzar el yogur. Puedes ajustar la cantidad de edulcorante según tu preferencia personal.

2) Lava y corta las bayas frescas en trozos pequeños si es necesario.

3) Divide el yogur griego endulzado en cuatro tazones o vasos para servir.

4) Agrega las bayas frescas sobre el yogur griego. Puedes mezclar las bayas o colocarlas encima del yogur, según tu preferencia.

5) Si deseas, espolvorea las nueces picadas o las almendras laminadas sobre el yogur y las bayas para darle un poco de textura adicional y un sabor crujiente.

6) Sirve de inmediato y disfruta de tu delicioso yogur griego con bayas frescas cetogénico.

Tiempo de preparación: 5 minutos

Porciones: 4

Barritas de nueces y coco

Ingredientes:

• 1 taza de nueces mixtas (como nueces, almendras y nueces de Brasil), picadas

• 1/2 taza de coco rallado sin azúcar

• 1/4 taza de semillas de chía

• 1/4 taza de aceite de coco

• 2 cucharadas de edulcorante natural bajo en carbohidratos (como eritritol o stevia)

• 1 cucharadita de extracto de vainilla

• Una pizca de sal

Instrucciones:

1) En un tazón grande, mezcla las nueces picadas, el coco rallado y las semillas de chía.

2) En una cacerola pequeña a fuego medio-bajo, derrite el aceite de coco. Agrega el edulcorante natural, el extracto de vainilla y la pizca de sal. Mezcla bien hasta que el edulcorante se disuelva por completo.

3) Vierte la mezcla líquida sobre los ingredientes secos y revuelve hasta que todos los ingredientes estén bien combinados y la mezcla sea pegajosa.

4) Transfiere la mezcla a un molde rectangular forrado con papel encerado. Presiona firmemente la mezcla para compactarla y alisarla en el molde.

5) Cubre el molde con papel encerado y colócalo en el refrigerador durante al menos 2 horas, o hasta que las barritas estén firmes.

6) Una vez que las barritas estén bien refrigeradas y firmes, retíralas del molde y córtalas en barritas del tamaño deseado.

7) Las barritas de nueces y coco cetogénicas están listas para servir. Puedes almacenarlas en un recipiente hermético en el refrigerador para mantener su frescura.

Tiempo de preparación: 10 minutos

Tiempo de refrigeración: 2 horas

Porciones: 4

Tarta de fresa sin azúcar

Ingredientes:

Para la base:

• 1 taza de almendras molidas

• 3 cucharadas de edulcorante natural bajo en carbohidratos (como eritritol o stevia)

• 4 cucharadas de mantequilla derretida

Para el relleno:

• 2 tazas de fresas frescas, lavadas y cortadas en rodajas

• 1/2 taza de crema batida sin azúcar (opcional)

• 1 cucharada de gelatina sin sabor

• 2 cucharadas de agua fría

• 1/4 taza de agua hirviendo

Instrucciones:

1) En un tazón, mezcla las almendras molidas, el edulcorante natural y la mantequilla derretida hasta obtener una mezcla homogénea.

2) Presiona la mezcla de almendras en el fondo de un molde para tarta, cubriendo uniformemente el fondo. Puedes usar el dorso de una cuchara o una espátula para ayudarte a compactar la base.

3) Coloca el molde con la base de almendras en el refrigerador mientras preparas el relleno.

4) En un tazón pequeño, espolvorea la gelatina sin sabor sobre el agua fría y déjala reposar durante 1 minuto para hidratarla.

5) Luego, agrega el agua hirviendo y revuelve hasta que la gelatina se disuelva por completo.

6) En otro tazón, coloca las fresas cortadas en rodajas y vierte la gelatina disuelta sobre ellas. Mezcla suavemente para cubrir las fresas con la gelatina.

7) Vierte la mezcla de fresas y gelatina sobre la base de almendras en el molde para tarta. Extiende las fresas de manera uniforme.

8) Coloca la tarta en el refrigerador y déjala enfriar durante al menos 2 horas, o hasta que la gelatina esté firme.

9) Antes de servir, puedes decorar la tarta con crema batida sin azúcar y algunas rodajas adicionales de fresas, si lo deseas.

Tiempo de preparación: 20 minutos

Tiempo de refrigeración: 2 horas

Porciones: 4

Galletas de coco y almendra

Ingredientes:

• 1 taza de harina de almendra

• 1/4 taza de coco rallado sin azúcar

• 2 cucharadas de edulcorante natural bajo en carbohidratos (como eritritol o stevia)

• 1/4 taza de mantequilla derretida

• 1 huevo

• 1 cucharadita de extracto de vainilla

• Una pizca de sal

Instrucciones:

1) Precalienta el horno a 180°C (350°F) y forra una bandeja para hornear con papel encerado.

2) En un tazón, mezcla la harina de almendra, el coco rallado, el edulcorante natural y la pizca de sal.

3) En otro tazón, bate el huevo y luego agrega la mantequilla derretida y el extracto de vainilla. Mezcla bien los ingredientes líquidos.

4) Vierte los ingredientes líquidos en el tazón de ingredientes secos y mezcla hasta obtener una masa homogénea.

5) Toma porciones de masa del tamaño de una cucharada y forma pequeñas bolas. Coloca las bolas en la bandeja para hornear preparada y aplánalas ligeramente con la palma de tu mano para formar galletas.

6) Hornea las galletas en el horno precalentado durante 12-15 minutos, o hasta que estén ligeramente doradas en los bordes.

7) Retira las galletas del horno y déjalas enfriar completamente antes de manipularlas, ya que estarán suaves al salir del horno y se endurecerán al enfriarse.

8) Una vez que las galletas estén completamente enfriadas, puedes almacenarlas en un recipiente hermético a temperatura ambiente.

Tiempo de preparación: 10 minutos

Tiempo de cocción: 12-15 minutos

Porciones: 4

Muffins de frambuesa

Ingredientes:

• 1 taza de harina de almendra

• 1/4 taza de edulcorante natural bajo en carbohidratos (como eritritol o stevia)

• 1 cucharadita de polvo de hornear

• 1/4 cucharadita de sal

- 3 huevos

- 1/4 taza de aceite de coco derretido

- 1/4 taza de leche de almendra sin azúcar

- 1 cucharadita de extracto de vainilla

- 1 taza de frambuesas frescas

Instrucciones:

1) Precalienta el horno a 180°C (350°F) y coloca moldes para muffins en una bandeja para muffins.

2) En un tazón grande, mezcla la harina de almendra, el edulcorante natural, el polvo de hornear y la sal.

3) En otro tazón, bate los huevos y luego agrega el aceite de coco derretido, la leche de almendra y el extracto de vainilla. Mezcla bien los ingredientes líquidos.

4) Vierte los ingredientes líquidos en el tazón de ingredientes secos y mezcla hasta obtener una masa homogénea.

5) Agrega las frambuesas frescas a la masa y mezcla suavemente para distribuirlas de manera uniforme.

6) Divide la masa entre los moldes para muffins, llenando cada molde aproximadamente 3/4 de su capacidad.

7) Hornea los muffins en el horno precalentado durante 20-25 minutos, o hasta que estén dorados en la parte superior y un palillo insertado en el centro salga limpio.

8) Retira los muffins del horno y deja que se enfríen en la bandeja durante unos minutos. Luego, transfiérelos a una rejilla para que se enfríen completamente.

9) Una vez que los muffins estén completamente enfriados, puedes disfrutarlos de inmediato o guardarlos en un recipiente hermético en el refrigerador.

Tiempo de preparación: 10 minutos

Tiempo de cocción: 20-25 minutos

Porciones: 4

Pastel de chocolate y almendra

Ingredientes:

Para el pastel:

- 1 taza de harina de almendra

- 1/4 taza de cacao en polvo sin azúcar

- 1/4 taza de edulcorante natural bajo en carbohidratos (como eritritol o stevia)

- 1 cucharadita de polvo de hornear

- 1/4 cucharadita de sal

- 3 huevos

- 1/4 taza de aceite de coco derretido

- 1/4 taza de leche de almendra sin azúcar

- 1 cucharadita de extracto de vainilla

Para la cobertura:

- 1/4 taza de crema de coco

- 2 cucharadas de cacao en polvo sin azúcar

- 1 cucharada de edulcorante natural bajo en carbohidratos

- 1 cucharada de mantequilla de almendra

Instrucciones:

1) Precalienta el horno a 180°C (350°F) y engrasa un molde redondo para pastel.

2) En un tazón grande, mezcla la harina de almendra, el cacao en polvo, el edulcorante natural, el polvo de hornear y la sal.

3) En otro tazón, bate los huevos y luego agrega el aceite de coco derretido, la leche de almendra y el extracto de vainilla. Mezcla bien los ingredientes líquidos.

4) Vierte los ingredientes líquidos en el tazón de ingredientes secos y mezcla hasta obtener una masa homogénea.

5) Vierte la masa en el molde para pastel preparado y extiéndela de manera uniforme.

6) Hornea el pastel en el horno precalentado durante 25-30 minutos, o hasta que un palillo insertado en el centro salga limpio.

7) Mientras el pastel se enfría, prepara la cobertura. En un tazón pequeño, mezcla la crema de coco, el cacao en polvo, el edulcorante natural y la mantequilla de almendra hasta obtener una mezcla suave.

8) Una vez que el pastel esté completamente enfriado, cubre la parte superior con la cobertura de chocolate y almendra.

Sirve el pastel de chocolate y almendra cetogénico como postre y disfrútalo.

Tiempo de preparación: 15 minutos

Tiempo de cocción: 25-30 minutos

Porciones: 4

Trufas de chocolate negro

Ingredientes:

- 100 g de chocolate negro sin azúcar (mínimo 85% de cacao)

- 1/4 taza de crema batida sin azúcar

- 2 cucharadas de mantequilla sin sal

- 1 cucharadita de edulcorante natural bajo en carbohidratos (opcional)

- Cacao en polvo sin azúcar para decorar

Instrucciones:

1) Trocea el chocolate negro y colócalo en un tazón resistente al calor.

2) En una cacerola pequeña, calienta la crema batida y la mantequilla a fuego medio hasta que la mezcla comience a hervir.

3) Vierte la crema caliente sobre el chocolate troceado y deja reposar durante 1 minuto para que el chocolate se derrita.

4) Remueve la mezcla de chocolate y crema hasta que quede suave y brillante. Si deseas un sabor más dulce, puedes agregar el edulcorante natural en este momento y mezclar bien.

5) Cubre el tazón con papel filme y refrigera durante al menos 1 hora, o hasta que la mezcla esté firme.

6) Una vez que la mezcla esté firme, retírala del refrigerador. Con las manos ligeramente engrasadas, forma pequeñas bolitas con la mezcla.

7) Coloca el cacao en polvo sin azúcar en un plato. Pasa las trufas por el cacao en polvo, asegurándote de cubrirlas completamente.

8) Coloca las trufas de chocolate negro en un plato o recipiente y vuelve a refrigerar durante 15-30 minutos más, para que se endurezcan un poco más antes de servir.

9) Sirve las trufas de chocolate negro cetogénicas y disfrútalas como un delicioso postre bajo en carbohidratos.

Tiempo de preparación: 15 minutos

Tiempo de refrigeración: 1 hora

Porciones: 4

Mousse de chocolate y aguacate

Ingredientes:

• 2 aguacates maduros

• 1/4 taza de cacao en polvo sin azúcar

• 1/4 taza de edulcorante natural bajo en carbohidratos (como eritritol o stevia)

• 1 cucharadita de extracto de vainilla

• 1/4 taza de leche de almendra sin azúcar

• Pizca de sal

Instrucciones:

1) Corta los aguacates por la mitad, retira el hueso y extrae la pulpa. Coloca la pulpa de aguacate en un tazón.

2) Agrega el cacao en polvo, el edulcorante natural, el extracto de vainilla, la leche de almendra y la pizca de sal al tazón con el aguacate.

3) Con una batidora de mano o un procesador de alimentos, mezcla todos los ingredientes hasta obtener una mezcla suave y homogénea.

4) Prueba la mezcla y ajusta el edulcorante según tu preferencia.

5) Divide la mousse de chocolate y aguacate en 4 recipientes individuales.

6) Refrigera la mousse durante al menos 1 hora, o hasta que esté bien fría y firme.

7) Una vez que la mousse esté enfriada y firme, puedes servirla como postre y disfrutarla.

Tiempo de preparación: 10 minutos

Tiempo de enfriamiento: 1 hora

Porciones: 4

La mousse de chocolate y aguacate cetogénica es una opción deliciosa y saludable para satisfacer tu antojo de chocolate mientras sigues una dieta baja en carbohidratos.

Tarta de calabaza keto

Ingredientes:

Para la base:

• 1 taza de almendras molidas

• 3 cucharadas de edulcorante natural bajo en carbohidratos (como eritritol o stevia)

• 3 cucharadas de mantequilla derretida

Para el relleno:

• 1 taza de puré de calabaza sin azúcar

• 1/2 taza de crema batida sin azúcar

• 1/4 taza de edulcorante natural bajo en carbohidratos

• 2 huevos

• 1 cucharadita de extracto de vainilla

• 1 cucharadita de canela en polvo

• 1/2 cucharadita de jengibre en polvo

• 1/4 cucharadita de nuez moscada

• Pizca de sal

Instrucciones:

1) Precalienta el horno a 180°C (350°F).

2) En un tazón, mezcla las almendras molidas, el edulcorante natural y la mantequilla derretida hasta que se forme una masa. Presiona la masa en el fondo de un molde para tarta.

3) Hornea la base durante 10 minutos, o hasta que esté ligeramente dorada. Retira del horno y deja enfriar.

4) En otro tazón, combina el puré de calabaza, la crema batida, el edulcorante natural, los huevos, el extracto de vainilla, la canela, el jengibre, la nuez moscada y la sal. Mezcla bien todos los ingredientes.

5) Vierte la mezcla de calabaza sobre la base de almendra enfriada.

6) Hornea la tarta de calabaza durante 40-45 minutos, o hasta que el relleno esté firme en el centro.

7) Retira la tarta del horno y deja que se enfríe completamente antes de servir.

8) Si deseas, puedes decorar la tarta con crema batida sin azúcar y espolvorear un poco de canela en polvo antes de servir.

Tiempo de preparación: 20 minutos

Tiempo de cocción: 40-45 minutos

Porciones: 4

Helado de menta sin azúcar

Ingredientes:

• 2 tazas de crema batida sin azúcar

• 1/2 taza de leche de almendra sin azúcar

• 1/4 taza de edulcorante natural bajo en carbohidratos (como eritritol o stevia)

• 1 cucharadita de extracto de menta

• 1/2 cucharadita de extracto de vainilla

• Colorante alimentario verde (opcional)

Instrucciones:

1) En un tazón grande, mezcla la crema batida, la leche de almendra, el edulcorante natural, el extracto de menta y el extracto de vainilla. Mezcla bien los ingredientes.

2) Si deseas un color verde para el helado de menta, añade unas gotas de colorante alimentario verde y mezcla hasta obtener el color deseado.

3) Vierte la mezcla en una máquina para hacer helados y sigue las instrucciones del fabricante para hacer el helado. Si no tienes una máquina para hacer helados, vierte la mezcla en un recipiente hermético y colócalo en el congelador.

4) Si utilizas una máquina para hacer helados, deja que el helado se forme según las instrucciones de la máquina. Si no tienes una máquina para hacer helados, retira el 5) recipiente del congelador cada 30 minutos y revuelve la mezcla para romper los cristales de hielo. Repite este proceso varias veces durante las primeras 3-4 horas.

6) Una vez que el helado tenga una consistencia suave y cremosa, transfiérelo a un recipiente apto para congelador y cúbrelo con papel filme o una tapa hermética.

7) Congela el helado durante al menos 4-6 horas, o hasta que esté firme.

8) Antes de servir, saca el helado de menta del congelador y déjalo reposar a temperatura ambiente durante unos minutos para que sea más fácil de servir.

Tiempo de preparación: 10 minutos

Tiempo de refrigeración: 4-6 horas

Porciones: 4

Natillas de coco

Ingredientes:

- 1 lata (400 ml) de leche de coco sin azúcar

- 4 yemas de huevo

- 1/4 taza de edulcorante natural bajo en carbohidratos (como eritritol o stevia)

- 1 cucharadita de extracto de vainilla

- Pizca de sal

- Coco rallado para decorar (opcional)

Instrucciones:

1) En una cacerola, calienta la leche de coco a fuego medio-alto hasta que esté caliente pero no hierva. Retira del fuego y reserva.

2) En un tazón aparte, bate las yemas de huevo, el edulcorante natural, el extracto de vainilla y la pizca de sal hasta que estén bien combinados.

3) Vierte lentamente la leche de coco caliente sobre la mezcla de yemas de huevo mientras revuelves constantemente para evitar que las yemas se cocinen.

4) Transfiere la mezcla de nuevo a la cacerola y cocina a fuego medio-bajo, revolviendo constantemente, hasta que espese lo suficiente como para cubrir la parte posterior de una cuchara. Esto tomará alrededor de 5-7 minutos.

5) Retira la cacerola del fuego y deja enfriar la mezcla a temperatura ambiente durante unos minutos. Luego, cubre la superficie de la natilla con papel film (para evitar que se forme una película en la parte superior) y refrigera durante al menos 2 horas, o hasta que esté bien fría y firme.

6) Una vez que las natillas estén frías, remueve el papel filme y divide la mezcla en 4 recipientes individuales.

7) Opcionalmente, decora cada natilla con coco rallado antes de servir.

Tiempo de preparación: 10 minutos

Tiempo de cocción: 10 minutos

Tiempo de enfriamiento: 2 horas

Porciones: 4

Galletas cetogénicas de canela

Ingredientes:

• 1 taza de harina de almendra

• 2 cucharadas de edulcorante natural bajo en carbohidratos (como eritritol o stevia)

• 1 cucharadita de canela en polvo

• 1/2 cucharadita de polvo de hornear

• 1/4 cucharadita de sal

• 1 huevo

• 2 cucharadas de mantequilla derretida

• 1 cucharadita de extracto de vainilla

Instrucciones:

1) Precalienta el horno a 180°C (350°F) y forra una bandeja para hornear con papel de horno.

2) En un tazón, mezcla la harina de almendra, el edulcorante natural, la canela en polvo, el polvo de hornear y la sal.

3) En otro tazón, bate el huevo y luego agrega la mantequilla derretida y el extracto de vainilla. Mezcla bien los ingredientes líquidos.

4) Vierte los ingredientes líquidos en el tazón de ingredientes secos y mezcla hasta obtener una masa homogénea.

5) Toma porciones de masa y forma pequeñas bolitas. Coloca las bolitas en la bandeja para hornear y luego presiónalas ligeramente para aplanarlas.

6) Hornea las galletas durante 12-15 minutos, o hasta que estén doradas en los bordes.

7) Retira las galletas del horno y déjalas enfriar en la bandeja durante unos minutos antes de transferirlas a una rejilla para que se enfríen por completo.

8) Una vez que las galletas estén completamente frías, guárdalas en un recipiente hermético.

Tiempo de preparación: 10 minutos

Tiempo de cocción: 12-15 minutos

Porciones: 4

Fresas con crema batida sin azúcar

Ingredientes:

- 1 taza de crema batida sin azúcar

- 1 cucharadita de extracto de vainilla

- 1 cucharadita de edulcorante natural bajo en carbohidratos (como eritritol o stevia)

- 2 tazas de fresas frescas, lavadas y cortadas en rodajas

Instrucciones:

1) En un tazón, mezcla la crema batida, el extracto de vainilla y el edulcorante natural. Bate la mezcla hasta que se formen picos suaves y la crema tenga una consistencia firme.

2) Divide las fresas cortadas en rodajas en 4 tazones individuales.

Cucharea la crema batida sobre las fresas en cada tazón, cubriéndolas generosamente.

3) Opcionalmente, puedes decorar las fresas con un poco de ralladura de chocolate negro sin azúcar o con hojas de menta fresca.

4) Sirve las fresas con crema batida sin azúcar como postre y disfrútalas.

Tiempo de preparación: 10 minutos

Porciones: 4

Bizcocho de naranja y almendra

Ingredientes:

• 1 taza de harina de almendra

• 1/4 taza de edulcorante natural bajo en carbohidratos (como eritritol o stevia)

• 1 cucharadita de polvo de hornear

• Pizca de sal

• 3 huevos

• 1/4 taza de aceite de coco derretido

• 2 cucharadas de jugo de naranja fresco

• 1 cucharadita de ralladura de naranja

• 1 cucharadita de extracto de vainilla

Instrucciones:

1) Precalienta el horno a 180°C (350°F) y engrasa un molde para bizcocho.

2) En un tazón, mezcla la harina de almendra, el edulcorante natural, el polvo de hornear y la pizca de sal.

3) En otro tazón, bate los huevos, el aceite de coco derretido, el jugo de naranja, la ralladura de naranja y el extracto de vainilla hasta que estén bien combinados.

4) Vierte la mezcla líquida en el tazón de ingredientes secos y mezcla hasta obtener una masa homogénea.

5) Vierte la masa en el molde para bizcocho preparado y extiéndela de manera uniforme.

6) Hornea el bizcocho durante 25-30 minutos, o hasta que esté dorado en la parte superior y al insertar un palillo en el centro, este salga limpio.

7) Retira el bizcocho del horno y déjalo enfriar en el molde durante unos minutos. Luego, transfiérelo a una rejilla para que se enfríe por completo.

8) Una vez que el bizcocho esté completamente frío, córtalo en porciones y sírvelo.

Tiempo de preparación: 15 minutos

Tiempo de cocción: 25-30 minutos

Porciones: 4

Muffins de arándanos y limón

Ingredientes:

• 1 1/2 tazas de harina de almendra

• 1/4 taza de edulcorante natural bajo en carbohidratos (como eritritol o stevia)

• 1 cucharadita de polvo de hornear

• Pizca de sal

• 2 huevos

• 1/4 taza de aceite de coco derretido

• 2 cucharadas de jugo de limón fresco

• 1 cucharadita de ralladura de limón

• 1/2 taza de arándanos frescos o congelados

Instrucciones:

1) Precalienta el horno a 180°C (350°F) y coloca capacillos de papel en un molde para muffins.

2) En un tazón, mezcla la harina de almendra, el edulcorante natural, el polvo de hornear y la pizca de sal.

3) En otro tazón, bate los huevos, el aceite de coco derretido, el jugo de limón y la ralladura de limón hasta que estén bien combinados.

4) Vierte la mezcla líquida en el tazón de ingredientes secos y mezcla hasta obtener una masa homogénea.

5) Agrega los arándanos a la masa y revuélvelos suavemente para distribuirlos de manera uniforme.

6) Vierte la masa en los capacillos de papel, llenando cada uno aproximadamente 3/4 de su capacidad.

7) Hornea los muffins durante 20-25 minutos, o hasta que estén dorados en la parte superior y al insertar un palillo en el centro, este salga limpio.

8) Retira los muffins del horno y déjalos enfriar en el molde durante unos minutos. Luego, transfiérelos a una rejilla para que se enfríen por completo.

9) Una vez que los muffins estén completamente fríos, sírvelos.

Tiempo de preparación: 10 minutos

Tiempo de cocción: 20-25 minutos

Porciones: 4

Pastel de calabaza y nueces

Ingredientes:

• 1 taza de puré de calabaza

• 1/4 taza de edulcorante natural bajo en carbohidratos (como eritritol o stevia)

• 2 huevos

• 1/4 taza de aceite de coco derretido

- 1 cucharadita de extracto de vainilla

- 1/2 taza de harina de almendra

- 1/4 taza de harina de coco

- 1 cucharadita de polvo de hornear

- 1/2 cucharadita de canela en polvo

- 1/4 cucharadita de nuez moscada

- Pizca de sal

- 1/2 taza de nueces picadas

Instrucciones:

1) Precalienta el horno a 180°C (350°F) y engrasa un molde para pastel.

2) En un tazón grande, mezcla el puré de calabaza, el edulcorante natural, los huevos, el aceite de coco derretido y el extracto de vainilla. Bate bien hasta que todos los ingredientes estén combinados.

3) En otro tazón, combina la harina de almendra, la harina de coco, el polvo de hornear, la canela, la nuez moscada y la pizca de sal. Mezcla bien los ingredientes secos.

4) Agrega los ingredientes secos al tazón de ingredientes húmedos y mezcla hasta obtener una masa homogénea.

5) Agrega las nueces picadas a la masa y revuelve suavemente para distribuirlas de manera uniforme.

6) Vierte la masa en el molde para pastel preparado y extiéndela de manera uniforme.

7) Hornea el pastel durante 40-45 minutos, o hasta que esté dorado en la parte superior y al insertar un palillo en el centro, este salga limpio.

8) Retira el pastel del horno y déjalo enfriar en el molde durante unos minutos. Luego, transfiérelo a una rejilla para que se enfríe por completo.

9) Una vez que el pastel esté completamente frío, córtalo en porciones y sírvelo.

Tiempo de preparación: 15 minutos

Tiempo de cocción: 40-45 minutos

Porciones: 4

Trufas de coco y chocolate blanco sin azúcar

Ingredientes:

• 1/2 taza de coco rallado sin azúcar

• 1/4 taza de crema de coco

• 1 cucharada de edulcorante natural bajo en carbohidratos (como eritritol o stevia)

• 1/2 cucharadita de extracto de vainilla

• 1/4 taza de chocolate blanco sin azúcar (preferiblemente con alto contenido de cacao), picado en trozos pequeños

• 1 cucharadita de aceite de coco

Instrucciones:

1) En un tazón, mezcla el coco rallado, la crema de coco, el edulcorante y el extracto de vainilla. Remueve hasta obtener una masa homogénea y pegajosa.

2) Forma pequeñas bolitas con la masa y colócalas en una bandeja forrada con papel encerado.

3) En un recipiente apto para microondas, derrite el chocolate blanco sin azúcar junto con el aceite de coco en intervalos de 30 segundos, removiendo cada vez, hasta que esté completamente derretido y suave.

4) Sumerge cada bolita de coco en el chocolate derretido, asegurándote de cubrirla por completo. Puedes utilizar un tenedor o una cuchara para ayudarte.

5) Coloca las trufas cubiertas de chocolate de nuevo en la bandeja forrada con papel encerado y refrigera durante al menos 1 hora, o hasta que el chocolate esté firme.

6) Una vez que las trufas estén firmes, retíralas de la nevera y sírvelas.

Tiempo de preparación: 15 minutos

Tiempo de enfriamiento: 1 hora

Porciones: 4

Helado de coco sin azúcar

Ingredientes:

• 2 latas de leche de coco (400 ml cada una), refrigeradas durante al menos 24 horas

• 1/4 taza de edulcorante natural bajo en carbohidratos (como eritritol o stevia)

• 1 cucharadita de extracto de vainilla

• 1/4 taza de coco rallado sin azúcar (opcional)

Instrucciones:

1) Abre las latas de leche de coco refrigeradas y retira la parte sólida y cremosa que se encuentra en la parte superior. Puedes guardar el líquido restante para otras recetas.

2) En un tazón grande, bate la crema de coco con un batidor eléctrico hasta que se vuelva suave y esponjosa.

3) Agrega el edulcorante natural y el extracto de vainilla a la crema de coco y continúa batiendo hasta que se mezclen bien.

4) Si deseas agregar un poco más de textura de coco, puedes incorporar el coco rallado sin azúcar y mezclar suavemente con una cuchara.

5) Vierte la mezcla en un recipiente apto para congelador y cúbrelo con papel film o una tapa hermética.

6) Coloca el recipiente en el congelador y congela durante al menos 6 horas, o hasta que el helado esté firme. Si lo dejas más tiempo, el resultado será aún más sólido.

7) Una vez que el helado esté completamente congelado, retíralo del congelador y déjalo reposar a temperatura ambiente durante unos minutos para que sea más fácil de servir.

8) Sirve el helado de coco sin azúcar en porciones individuales y disfrútalo.

Tiempo de preparación: 10 minutos

Tiempo de congelación: 6 horas o más

Tiempo total: 6 horas y 10 minutos (o más, dependiendo del tiempo de congelación)

Porciones: 4

Tarta de limón y almendra

Ingredientes:

Para la base de almendra:

• 1 taza de harina de almendra

• 2 cucharadas de edulcorante natural bajo en carbohidratos (como eritritol o stevia)

• 4 cucharadas de mantequilla derretida

• 1 cucharadita de extracto de vainilla

Para el relleno de limón:

• 1/2 taza de jugo de limón fresco

• 2 cucharaditas de ralladura de limón

• 4 huevos grandes

• 1/2 taza de edulcorante natural bajo en carbohidratos (como eritritol o stevia)

• 1/4 taza de crema espesa

• 2 cucharadas de mantequilla derretida

Instrucciones:

1) Precalienta el horno a 180°C (350°F) y engrasa un molde para tarta de aproximadamente 20 cm de diámetro.

2) En un tazón, mezcla la harina de almendra, el edulcorante, la mantequilla derretida y el extracto de vainilla hasta obtener una masa homogénea.

3) Presiona la masa de almendra en el fondo del molde para tarta, cubriendo toda la base. Asegúrate de que esté nivelada y compacta.

4) Hornea la base de almendra durante 10 minutos, o hasta que esté ligeramente dorada. Retira del horno y deja enfriar mientras preparas el relleno.

5) En otro tazón, mezcla el jugo de limón, la ralladura de limón, los huevos, el edulcorante, la crema espesa y la mantequilla derretida. Bate bien hasta obtener una mezcla suave y homogénea.

6) Vierte la mezcla de limón sobre la base de almendra en el molde para tarta.

7) Regresa el molde al horno y hornea durante 20 minutos, o hasta que el relleno esté firme.

8) Retira la tarta del horno y deja que se enfríe completamente antes de desmoldarla.

9) Una vez que la tarta esté completamente fría, puedes decorarla con ralladura de limón adicional o con crema batida sin azúcar, si lo deseas.

Tiempo de preparación: 20 minutos

Tiempo de cocción: 30 minutos

Porciones: 4

Galletas de coco y nuez moscada

Ingredientes:

• 1 1/2 tazas de harina de coco

• 1/2 taza de edulcorante natural bajo en carbohidratos (como eritritol o stevia)

• 1/2 cucharadita de nuez moscada molida

• 1/2 cucharadita de canela en polvo

• 1/2 cucharadita de polvo para hornear

- 1/4 cucharadita de sal

- 1/2 taza de mantequilla sin sal, derretida

- 2 huevos grandes

- 1 cucharadita de extracto de vainilla

- 1/2 taza de coco rallado sin azúcar

Instrucciones:

1) Precalienta el horno a 180°C (350°F) y forra una bandeja para hornear con papel pergamino.

2) En un tazón grande, mezcla la harina de coco, el edulcorante, la nuez moscada, la canela, el polvo para hornear y la sal.

3) En otro tazón, bate la mantequilla derretida, los huevos y el extracto de vainilla hasta que estén bien combinados.

4) Agrega la mezcla líquida a la mezcla de harina de coco y revuelve hasta obtener una masa espesa.

5) Agrega el coco rallado a la masa y mezcla hasta que esté bien distribuido.

6) Toma porciones de masa del tamaño de una cucharada y forma pequeñas bolitas. Coloca las bolitas en la bandeja para hornear, dejando suficiente espacio entre cada una.

7) Con la ayuda de un tenedor, presiona suavemente cada bolita para aplanarla ligeramente y darles la forma de galletas.

8) Hornea las galletas en el horno precalentado durante 12-15 minutos, o hasta que estén ligeramente doradas en los bordes.

9) Retira las galletas del horno y déjalas enfriar en la bandeja durante unos minutos. Luego, transfiérelas a una rejilla para que se enfríen completamente.

Tiempo de preparación: 15 minutos

Tiempo de cocción: 12-15 minutos

Porciones: 4

Muffins de vainilla y canela

Ingredientes:

• 1 1/2 tazas de harina de almendra

• 1/4 taza de edulcorante natural bajo en carbohidratos (como eritritol o stevia)

• 1 cucharadita de polvo para hornear

• 1/2 cucharadita de canela en polvo

• 1/4 cucharadita de sal

• 1/2 taza de mantequilla derretida

• 4 huevos grandes

• 1 cucharadita de extracto de vainilla

Instrucciones:

1) Precalienta el horno a 180°C (350°F) y coloca los moldes para muffins en una bandeja para muffins o engrasa los moldes si no utilizas papel para hornear.

2) En un tazón grande, mezcla la harina de almendra, el edulcorante, el polvo para hornear, la canela y la sal.

3) En otro tazón, bate la mantequilla derretida, los huevos y el extracto de vainilla hasta obtener una mezcla suave y homogénea.

4) Agrega la mezcla líquida a la mezcla de harina y revuelve hasta que estén bien combinados y no haya grumos.

5) Vierte la masa en los moldes para muffins, llenándolos aproximadamente 3/4 de su capacidad.

6) Hornea los muffins en el horno precalentado durante 20-25 minutos, o hasta que estén dorados en la parte superior y al insertar un palillo en el centro, este salga limpio.

7) Retira los muffins del horno y deja que se enfríen en la bandeja durante unos minutos. Luego, transfiérelos a una rejilla para que se enfríen completamente.

Tiempo de preparación: 10 minutos

Tiempo de cocción: 20-25 minutos

Porciones: 4

Bombones de menta y chocolate negro

Ingredientes:

- 100 g de chocolate negro sin azúcar (mínimo 70% de cacao)

- 2 cucharadas de aceite de coco

- 1/2 cucharadita de extracto de menta

- 1/4 cucharadita de edulcorante natural bajo en carbohidratos (opcional)

- 1 cucharada de hojas de menta fresca (opcional, para decorar)

Instrucciones:

1) En un recipiente resistente al calor, derrite el chocolate negro junto con el aceite de coco a baño maría, revolviendo constantemente hasta que esté completamente derretido y suave.

2) Retira el recipiente del fuego y agrega el extracto de menta y el edulcorante (si lo deseas) al chocolate derretido. Mezcla bien para combinar todos los ingredientes.

3) Vierte la mezcla de chocolate en moldes para bombones, asegurándote de que estén cubiertos por completo. Puedes utilizar moldes de silicona en forma de bombones o simplemente hacer pequeños montículos en una bandeja forrada con papel pergamino.

4) Si deseas, decora cada bombón con una hoja de menta fresca presionándola ligeramente en la parte superior de cada bombón.

5) Coloca los moldes en el refrigerador y deja que los bombones se enfríen y endurezcan durante al menos 1 hora.

6) Una vez que los bombones estén firmes, retíralos de los moldes y sírvelos.

Tiempo de preparación: 15 minutos

Tiempo de refrigeración: 1 hora

Porciones: 4

Bizcocho de almendra y frambuesa

Ingredientes:

• 1 taza de harina de almendra

• 1/4 taza de edulcorante natural bajo en carbohidratos (como eritritol o stevia)

• 1 cucharadita de polvo para hornear

• 1/4 cucharadita de sal

• 4 huevos grandes

• 1/4 taza de aceite de coco derretido

• 1 cucharadita de extracto de vainilla

• 1 taza de frambuesas frescas

Instrucciones:

1) Precalienta el horno a 180°C (350°F) y engrasa un molde para pastel redondo de aproximadamente 20 cm (8 pulgadas).

2) En un tazón grande, mezcla la harina de almendra, el edulcorante, el polvo para hornear y la sal.

3) En otro tazón, bate los huevos, el aceite de coco derretido y el extracto de vainilla hasta que estén bien combinados.

4) Agrega la mezcla líquida a la mezcla de harina y revuelve hasta obtener una masa homogénea.

5) Añade las frambuesas a la masa y revuelve suavemente para distribuirlas de manera uniforme.

6) Vierte la masa en el molde preparado y extiéndela de manera uniforme.

7) Hornea el bizcocho en el horno precalentado durante 25-30 minutos, o hasta que esté dorado en la parte superior y al insertar un palillo en el centro, este salga limpio.

8) Retira el bizcocho del horno y deja que se enfríe en el molde durante unos minutos. Luego, transfiérelo a una rejilla para que se enfríe completamente.

Tiempo de preparación: 10 minutos

Tiempo de cocción: 25-30 minutos

Porciones: 4

Flan de queso sin azúcar

Ingredientes:

• 250 g de queso crema sin azúcar

• 4 huevos grandes

• 1 taza de leche de almendra sin azúcar

• 1/2 taza de edulcorante natural bajo en carbohidratos (como eritritol o stevia)

• 1 cucharadita de extracto de vainilla

• Pizca de sal

Instrucciones:

1) Precalienta el horno a 160°C (325°F) y coloca una bandeja para hornear más grande dentro del horno. Llena la bandeja con agua caliente para crear un baño de agua.

2) En un tazón grande, mezcla el queso crema, los huevos, la leche de almendra, el edulcorante, el extracto de vainilla y la pizca de sal. Bate bien hasta obtener una mezcla suave y homogénea.

3) Vierte la mezcla de flan en moldes individuales aptos para horno. Puedes utilizar moldes de flan, moldes de silicona individuales o incluso tazas de cerámica aptas para horno.

4) Coloca los moldes en la bandeja para hornear con agua caliente, asegurándote de que el agua llegue aproximadamente a la mitad de la altura de los moldes.

5) Hornea los flanes en el baño de agua durante 45-50 minutos, o hasta que estén firmes en los bordes, pero ligeramente temblorosos en el centro.

6) Retira los flanes del horno y del baño de agua y déjalos enfriar a temperatura ambiente. Luego, refrigéralos durante al menos 2 horas, o hasta que estén bien fríos y cuajados.

7) Para servir, pasa un cuchillo alrededor del borde de cada flan y desmóldalos en platos individuales.

Tiempo de preparación: 15 minutos

Tiempo de cocción: 45-50 minutos

Porciones: 4

Galletas de avena sin gluten

Ingredientes:

• 1 taza de harina de almendra

• 1 taza de copos de avena sin gluten

• 1/4 taza de eritritol o cualquier otro edulcorante bajo en carbohidratos

• 1/4 taza de mantequilla derretida

• 1 huevo

• 1 cucharadita de extracto de vainilla

• 1/2 cucharadita de bicarbonato de sodio

• 1/4 cucharadita de sal

• 1/4 taza de chispas de chocolate negro sin azúcar añadida (opcional)

Instrucciones:

1) Precalienta el horno a 180°C (350°F) y cubre una bandeja para hornear con papel de horno o usa un tapete de silicona antiadherente.

2) En un tazón grande, mezcla la harina de almendra, los copos de avena sin gluten, el eritritol, el bicarbonato de sodio y la sal. Asegúrate de que todos los ingredientes secos estén bien combinados.

3) En otro tazón más pequeño, bate el huevo y luego añade la mantequilla derretida y el extracto de vainilla. Mezcla bien.

4) Vierte la mezcla líquida en el tazón de ingredientes secos y revuelve hasta que todos los ingredientes estén completamente incorporados. Si deseas, añade las chispas de chocolate negro y mezcla suavemente.

5) Toma porciones de la masa con una cuchara y colócalas en la bandeja para hornear preparada. Usa tus manos o el dorso de una cuchara para aplanar las galletas ligeramente, ya que no se expandirán mucho durante la cocción.

6) Hornea las galletas en el horno precalentado durante aproximadamente 12-15 minutos, o hasta que los bordes estén ligeramente dorados.

7) Una vez que estén listas, retira las galletas del horno y déjalas enfriar completamente antes de manipularlas, ya que estarán muy suaves al salir del horno.

Tiempo de preparación: Aproximadamente 30 minutos.

Porciones: 4

Tarta de queso y chocolate sin azúcar

Ingredientes: Para la base de la tarta:

- 1 taza de almendras trituradas

- 2 cucharadas de cacao en polvo sin azúcar

- 2 cucharadas de eritritol o cualquier otro edulcorante bajo en carbohidratos

- 4 cucharadas de mantequilla derretida

Para el relleno de la tarta:

- 250 g de queso crema bajo en grasa

- 1/2 taza de crema batida sin azúcar

- 2 cucharadas de cacao en polvo sin azúcar

• 2 cucharadas de eritritol o cualquier otro edulcorante bajo en carbohidratos

• 1 cucharadita de extracto de vainilla

Instrucciones:

1) En un tazón, mezcla las almendras trituradas, el cacao en polvo y el eritritol para la base de la tarta.

2) Añade la mantequilla derretida a la mezcla y revuelve hasta que todos los ingredientes estén bien combinados.

3) Presiona la mezcla de la base en el fondo de un molde para tarta, asegurándote de cubrir uniformemente el fondo. Luego, coloca el molde en el refrigerador mientras preparas el relleno.

4) En otro tazón, bate el queso crema, la crema batida, el cacao en polvo, el eritritol y el extracto de vainilla hasta obtener una mezcla suave y cremosa.

5) Vierte la mezcla de relleno sobre la base de la tarta en el molde, asegurándote de nivelarla.

6) Refrigera la tarta durante al menos 2 horas, o hasta que esté firme.

7) Una vez que la tarta esté bien refrigerada, retírala del molde y sírvela.

Tiempo de preparación: Aproximadamente 40 minutos (2 horas de refrigeración)

Porciones: 4

Brownies de nueces y chocolate negro

Ingredientes:

• 1 taza de harina de almendra

• 1/4 taza de cacao en polvo sin azúcar

• 1/4 cucharadita de bicarbonato de sodio

• 1/4 cucharadita de sal

• 1/4 taza de eritritol o cualquier otro edulcorante bajo en carbohidratos

• 2 huevos

- 1/4 taza de aceite de coco derretido

- 1 cucharadita de extracto de vainilla

- 1/4 taza de nueces picadas

- 1/4 taza de trozos de chocolate negro sin azúcar añadida

Instrucciones:

1) Precalienta el horno a 180°C (350°F) y prepara un molde cuadrado o rectangular con papel de horno o engrasándolo ligeramente.

2) En un tazón, mezcla la harina de almendra, el cacao en polvo, el bicarbonato de sodio, la sal y el eritritol hasta que estén bien combinados.

3) En otro tazón, bate los huevos, el aceite de coco derretido y el extracto de vainilla hasta obtener una mezcla homogénea.

4) Vierte la mezcla líquida en el tazón de ingredientes secos y mezcla hasta que se forme una masa suave.

5) Añade las nueces picadas y los trozos de chocolate negro a la masa y mezcla nuevamente para distribuirlos de manera uniforme.

6) Vierte la masa en el molde preparado y extiéndela de manera uniforme.

7) Hornea en el horno precalentado durante aproximadamente 20-25 minutos, o hasta que los bordes estén firmes y el centro esté ligeramente húmedo.

8) Una vez que los brownies estén listos, retíralos del horno y déjalos enfriar completamente en el molde antes de cortarlos en porciones.

Tiempo de preparación: Aproximadamente 40 minutos

Porciones: 4

Mousse de chocolate negro

Ingredientes:

- 100 g de chocolate negro sin azúcar añadida (mínimo 70% de cacao)

- 1 taza de crema batida sin azúcar

- 2 cucharadas de eritritol o cualquier otro edulcorante bajo en carbohidratos

- 1 cucharadita de extracto de vainilla

- 1 pizca de sal

Instrucciones:

1) En un recipiente resistente al calor, derrite el chocolate negro a baño maría o en intervalos cortos en el microondas, revolviendo cada vez hasta que esté completamente derretido y suave. Deja enfriar por unos minutos.

2) En otro recipiente, bate la crema batida, el eritritol, el extracto de vainilla y la sal hasta obtener una consistencia espesa y suave.

3) Agrega aproximadamente 1/3 de la crema batida a la mezcla de chocolate derretido y revuelve suavemente para combinar.

4) Luego, añade la mezcla de chocolate a la crema batida restante y mezcla con movimientos suaves y envolventes hasta que esté bien combinado. Asegúrate de no sobre batir para mantener la textura aireada de la mousse.

5) Divide la mousse en recipientes individuales o copas y colócalas en el refrigerador durante al menos 2 horas, o hasta que la mousse esté firme.

6) Una vez que la mousse esté bien refrigerada y firme, puedes decorarla con un poco de crema batida adicional o chispas de chocolate negro, si lo deseas.

Tiempo de preparación: Aproximadamente 20 minutos

Tiempo de refrigeración: Mínimo 2 horas

Porciones: 4

Brownie de aguacate

Ingredientes:

- 2 aguacates maduros

- 1/4 taza de cacao en polvo sin azúcar

- 1/4 taza de harina de almendra

- 1/4 taza de eritritol o cualquier otro edulcorante bajo en carbohidratos

- 2 huevos

- 1 cucharadita de extracto de vainilla

- 1/4 cucharadita de bicarbonato de sodio

- 1/4 cucharadita de sal

- 1/4 taza de trozos de chocolate negro sin azúcar añadida (opcional)

Instrucciones:

1) Precalienta el horno a 180°C (350°F) y engrasa un molde cuadrado o rectangular.

2) En un tazón grande, machaca los aguacates hasta obtener una textura suave y sin grumos.

3) Agrega el cacao en polvo, la harina de almendra, el eritritol, los huevos, el extracto de vainilla, el bicarbonato de sodio y la sal al tazón con los aguacates machacados. Mezcla bien hasta que todos los ingredientes estén completamente combinados.

4) Si deseas, añade los trozos de chocolate negro a la masa y mezcla suavemente.

5) Vierte la masa en el molde preparado y extiéndela de manera uniforme.

6) Hornea en el horno precalentado durante aproximadamente 25-30 minutos, o hasta que un palillo insertado en el centro salga limpio.

7) Una vez que los brownies estén listos, retíralos del horno y déjalos enfriar en el molde antes de cortarlos en porciones.

Tiempo de preparación: Aproximadamente 40 minutos

Porciones: 4

Trufas de almendra y coco

Ingredientes:

- 1 taza de harina de almendra

- 1/4 taza de coco rallado sin azúcar

- 2 cucharadas de eritritol o cualquier otro edulcorante bajo en carbohidratos

• 2 cucharadas de aceite de coco derretido

• 1 cucharadita de extracto de vainilla

• 1/4 cucharadita de sal

• Coco rallado adicional para rebozar las trufas (opcional)

Instrucciones:

1) En un tazón grande, mezcla la harina de almendra, el coco rallado, el eritritol y la sal.

2) Añade el aceite de coco derretido y el extracto de vainilla al tazón. Mezcla bien hasta obtener una masa homogénea y pegajosa.

3) Con las manos ligeramente humedecidas, toma pequeñas porciones de la masa y forma trufas redondas del tamaño deseado. Si lo prefieres, puedes utilizar una cuchara para helado para hacer bolas más uniformes.

4) Si deseas, puedes rodar las trufas en un poco de coco rallado adicional para cubrirlas completamente.

5) Coloca las trufas en un plato o bandeja forrada con papel de horno y refrigera durante al menos 15-20 minutos para que se endurezcan.

6) Una vez que las trufas estén firmes, puedes servirlas de inmediato o guardarlas en un recipiente hermético en el refrigerador hasta que estén listas para ser disfrutadas.

Tiempo de preparación: Aproximadamente 30 minutos

Porciones: 4

Pastel de zanahoria keto

Ingredientes:

Para el pastel:

• 1 ½ tazas de harina de almendra

• ¼ taza de harina de coco

• 2 cucharaditas de polvo para hornear

- 1 cucharadita de canela en polvo

- ½ cucharadita de nuez moscada

- ¼ cucharadita de sal

- 3 huevos

- ⅓ taza de aceite de coco derretido

- ⅓ taza de eritritol o cualquier otro edulcorante bajo en carbohidratos

- 1 cucharadita de extracto de vainilla

- 1 ½ tazas de zanahorias ralladas

Para el glaseado:

- 4 oz (115 g) de queso crema bajo en grasa

- 2 cucharadas de mantequilla ablandada

- 2 cucharadas de eritritol o cualquier otro edulcorante bajo en carbohidratos

- ½ cucharadita de extracto de vainilla

Instrucciones:

1) Precalienta el horno a 180°C (350°F) y engrasa un molde redondo para pastel.

2) En un tazón grande, mezcla la harina de almendra, la harina de coco, el polvo para hornear, la canela, la nuez moscada y la sal.

3) En otro tazón, bate los huevos, el aceite de coco derretido, el eritritol y el extracto de vainilla hasta obtener una mezcla suave.

4) Agrega la mezcla de huevo a los ingredientes secos y mezcla bien hasta obtener una masa homogénea.

5) Añade las zanahorias ralladas a la masa y mezcla hasta que estén bien incorporadas.

6) Vierte la masa en el molde para pastel y extiéndela de manera uniforme.

7) Hornea en el horno precalentado durante aproximadamente 30-35 minutos, o hasta que un palillo insertado en el centro salga limpio.

8) Mientras el pastel se enfría, prepara el glaseado. En un tazón, bate el queso crema, la mantequilla, el eritritol y el extracto de vainilla hasta obtener una mezcla suave y cremosa.

9) Una vez que el pastel esté completamente enfriado, cubre la parte superior con el glaseado.

10) Corta el pastel en porciones y sirve.

Tiempo de preparación: 1 hora

Porciones: 4

Helado de coco y frutos rojos

Ingredientes:

- 1 lata de leche de coco sin azúcar añadida (400 ml)

- 1/4 taza de crema batida sin azúcar

- 2 cucharadas de eritritol o cualquier otro edulcorante bajo en carbohidratos

- 1 cucharadita de extracto de vainilla

- 1/2 taza de frutos rojos (fresas, frambuesas, arándanos, etc.) picados

Instrucciones:

1) En un tazón grande, mezcla la leche de coco, la crema batida, el eritritol y el extracto de vainilla. Bate bien hasta que todos los ingredientes estén completamente combinados.

2) Si tienes una heladera, vierte la mezcla en la heladera y sigue las instrucciones del fabricante para hacer el helado. Si no tienes una heladera, continúa con el siguiente paso.

3) Vierte la mezcla de helado en un recipiente apto para congelador. Agrega los frutos rojos picados y revuelve suavemente para distribuirlos de manera uniforme.

4) Cubre el recipiente con papel filme o una tapa hermética y colócalo en el congelador.

5) Deja que el helado se congele durante al menos 4-6 horas, o hasta que esté firme.

6) Una vez que el helado esté congelado, sácalo del congelador y déjalo reposar a temperatura ambiente durante unos minutos para que sea más fácil servirlo.

7) Sirve el helado de coco y frutos rojos en tazas o cuencos, y disfrútalo de inmediato.

Tiempo de preparación: Aproximadamente 15 minutos

Tiempo de congelación: 4 a 6 horas

Porciones: 4

Bizcocho de chocolate y nueces

Ingredientes:

- 1 1/2 tazas de harina de almendra

- 1/4 taza de cacao en polvo sin azúcar

- 1/4 taza de eritritol o cualquier otro edulcorante bajo en carbohidratos

- 1 cucharadita de polvo para hornear

- 1/4 cucharadita de sal

- 3 huevos

- 1/4 taza de aceite de coco derretido

- 1/4 taza de leche de almendra sin azúcar

- 1 cucharadita de extracto de vainilla

- 1/2 taza de nueces picadas

Instrucciones:

1) Precalienta el horno a 180°C (350°F) y engrasa un molde para bizcocho.

2) En un tazón grande, mezcla la harina de almendra, el cacao en polvo, el eritritol, el polvo para hornear y la sal.

3) En otro tazón, bate los huevos, el aceite de coco derretido, la leche de almendra y el extracto de vainilla hasta obtener una mezcla suave.

4) Agrega la mezcla líquida a los ingredientes secos y mezcla bien hasta obtener una masa homogénea.

5) Incorpora las nueces picadas a la masa y mezcla suavemente.

6) Vierte la masa en el molde para bizcocho y extiéndela de manera uniforme.

7) Hornea en el horno precalentado durante aproximadamente 25-30 minutos, o hasta que un palillo insertado en el centro salga limpio.

8) Una vez que el bizcocho esté listo, retíralo del horno y déjalo enfriar en el molde durante unos minutos. Luego, transfiérelo a una rejilla para que se enfríe por completo.

9) Una vez que el bizcocho esté completamente frío, puedes cortarlo en porciones y servir.

Tiempo de preparación: Aproximadamente 40 minutos

Porciones: 4

Cheesecake de limón y frutos rojos

Ingredientes:

Para la base:

- 1 taza de harina de almendra

- 2 cucharadas de eritritol o cualquier otro edulcorante bajo en carbohidratos

- 3 cucharadas de mantequilla derretida

Para el relleno:

- 8 oz (225 g) de queso crema bajo en grasa

- 1/4 taza de crema batida sin azúcar

- 2 cucharadas de eritritol o cualquier otro edulcorante bajo en carbohidratos

- Jugo y ralladura de 1 limón

- 1/2 cucharadita de extracto de vainilla

- Para la cobertura:

- 1/2 taza de frutos rojos (fresas, frambuesas, arándanos, etc.)

Instrucciones:

1) En un tazón, mezcla la harina de almendra, el eritritol y la mantequilla derretida hasta obtener una mezcla homogénea.

2) Presiona la mezcla de la base en el fondo de un molde para cheesecake o en aros de emplatar. Asegúrate de cubrir toda la base de manera uniforme.

3) En otro tazón, bate el queso crema, la crema batida, el eritritol, el jugo y la ralladura de limón, y el extracto de vainilla hasta obtener una mezcla suave y cremosa.

4) Vierte la mezcla de relleno sobre la base de la tarta de queso, asegurándote de distribuirla de manera uniforme.

5) Cubre el molde con papel filme o una tapa y refrigera durante al menos 2-3 horas, o hasta que la tarta de queso esté firme.

6) Antes de servir, decora la tarta de queso con los frutos rojos.

7) Corta en porciones y sirve.

Tiempo de preparación: Aproximadamente 30 minutos

Tiempo refrigeración: 2 a 3 horas

Porciones: 4

Fresas con nata montada y almendras

Ingredientes:

- 1 taza de fresas frescas, lavadas y cortadas en rodajas

- 1 taza de crema batida sin azúcar

- 2 cucharadas de eritritol o cualquier otro edulcorante bajo en carbohidratos

- 1/4 cucharadita de extracto de vainilla

• Almendras fileteadas para decorar

Instrucciones:

1) En un tazón, mezcla la crema batida, el eritritol y el extracto de vainilla. Bate hasta que la crema esté espesa y forme picos suaves.

2) Divide las fresas cortadas en rodajas entre 4 copas o recipientes para servir.

3) Agrega una generosa porción de nata montada sobre las fresas en cada copa.

4) Decora con almendras fileteadas por encima de la nata montada.

5) Sirve inmediatamente y disfruta de este postre refrescante y cetogénico.

Tiempo de preparación: Aproximadamente 15 minutos

Porciones: 4

Pastel de calabaza y especias

Ingredientes:

Para el pastel:

• 1 taza de puré de calabaza

• 3 huevos

• 1/4 taza de eritritol o cualquier otro edulcorante bajo en carbohidratos

• 1/4 taza de harina de almendra

• 2 cucharaditas de canela molida

• 1/2 cucharadita de nuez moscada molida

• 1/2 cucharadita de jengibre molido

• 1/4 cucharadita de clavo molido

• 1/2 cucharadita de extracto de vainilla

• 1/4 cucharadita de sal

• Para la cobertura (opcional)

- 1/2 taza de crema batida sin azúcar

- 1 cucharadita de eritritol o cualquier otro edulcorante bajo en carbohidratos

- 1/4 cucharadita de extracto de vainilla

- Nueces picadas para decorar (opcional)

Instrucciones:

1) Precalienta el horno a 180°C (350°F) y engrasa un molde para pastel.

2) En un tazón grande, mezcla el puré de calabaza, los huevos, el eritritol, la harina de almendra, las especias (canela, nuez moscada, jengibre, clavo), el extracto de vainilla y la sal. Bate bien hasta obtener una mezcla suave.

3) Vierte la mezcla de pastel en el molde preparado y extiéndela de manera uniforme.

4) Hornea en el horno precalentado durante aproximadamente 40-45 minutos, o hasta que un palillo insertado en el centro salga limpio.

5) Una vez que el pastel esté listo, retíralo del horno y déjalo enfriar en el molde durante unos minutos. Luego, transfiérelo a una rejilla para que se enfríe por completo.

6) Mientras tanto, si deseas agregar la cobertura, en un tazón, bate la crema batida, el eritritol y el extracto de vainilla hasta obtener una crema espesa.

7) Una vez que el pastel esté completamente frío, puedes agregar la cobertura de crema batida sobre la parte superior y los costados del pastel. Decora con nueces picadas si lo deseas.

8) Corta el pastel en porciones y sirve.

Tiempo de preparación: 1 hora

Porciones: 4

A lo largo de este libro, hemos explorado una deliciosa variedad de postres cetogénicos que demuestran que puedes disfrutar de delicias dulces sin comprometer tu estilo de vida bajo en carbohidratos. Desde mousses cremosas hasta tartas y galletas crujientes, hemos cubierto una amplia gama de opciones que satisfacen los antojos de dulce mientras mantienes tus niveles de cetosis.

Estos postres cetogénicos no solo son una opción más saludable, sino que también son increíblemente sabrosos y satisfactorios. Al utilizar ingredientes naturales y ricos en grasas saludables, como mantequilla, crema, frutos secos y edulcorantes bajos en carbohidratos, hemos creado recetas que te permiten disfrutar de los placeres de la repostería sin remordimientos.

Esperamos que este libro te haya inspirado a explorar nuevos sabores y texturas en tus postres cetogénicos. Recuerda que la clave es la moderación, incluso cuando se trata de opciones bajas en carbohidratos. Disfruta de estos postres como una deliciosa recompensa ocasional mientras mantienes un estilo de vida equilibrado y saludable.

La dieta cetogénica no tiene por qué ser aburrida o restrictiva. Con un poco de creatividad y las recetas adecuadas, puedes disfrutar de los placeres de la vida sin comprometer tus objetivos de salud y bienestar. Esperamos que este libro sea tu compañero confiable en tu viaje cetogénico, brindándote opciones deliciosas y satisfactorias que harán que mantener esta forma de alimentación sea más fácil y placentera.